后浪

（美）瑞隆（Ray Long）著

（美）克里斯·麦西尔（Chris Macivor）绘图

赖孟怡 译

瑜伽

3D解剖书 II
动作篇

THE KEY POSES OF YOGA

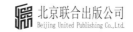

北京联合出版公司

Beijing United Publishing Co.,Ltd.

如何找出你的最适体位？

Step1

一次只观察一个体位解剖图
仔细观察一个体位的 3D 解剖图，让每个体位的姿势、形态进入你的深层记忆。

Step2

拆解每个动作的关节与肌肉的关系
拆解是学习的诀窍。观察记忆之后，要进一步拆解该动作中的关节及与其相连的肌肉是如何运作的。

Step3

练习时，先掌握单一大肌肉群
做瑜伽时，拥有解剖学的知识可以让你更专注。首先，你要将注意力放在大肌肉群上面，做出特定的瑜伽动作。

Step4

再调整小肌肉群，直到找到你的最舒适体位
摆出特定姿势后，再使用较小的肌肉群来修正姿势，调整时动作要缓慢温和，将解剖学知识与身体感知结合，找到你最舒适的体位。

Step5

让大脑记住你的最适体位
找到你的最适体位后，大脑就会下意识地记住你每次的努力成果。每次练瑜伽时，要同时观想身体的肌肉运作，右脑就会让身体直觉做出你的最适体位，产生喜悦感和幸福感。

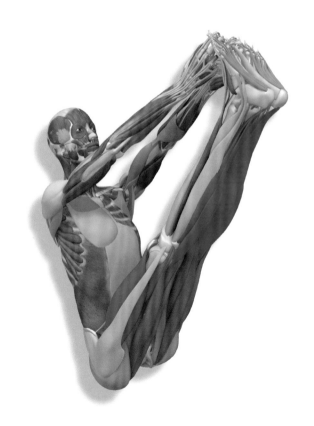

目录

Part 3　拆解瑜伽体位　61

前言
瑜伽体位：一把打开身体觉知的钥匙

罗伯特·约翰逊（Robert A. Johnson）是我的第一个心灵导师，他教导我凡事要先"知道事情的真相"。虽然他指的是一般的生活准则，但也适用于哈达瑜伽的学习。

在上一本《瑜伽3D解剖书I——肌肉篇》中，我们侧重于讲骨骼、关节、韧带和肌肉，探讨它们的形状和功能之间的关系。在这本书中，我们可以从某个瑜伽体位中看出它的效果是什么。

关节需要和好几束肌肉共同合作来产生动作。在左图中，我们可以看到肱二头肌和肱肌如何屈曲手肘，以及如何伸展反向的拮抗肌（即上臂后方的肱三头肌）。

每个瑜伽体位都需要几个特定的肌肉群共同合作，才能达到最理想的状态，懂得运用特定体位的肌肉群，就能强化并稳定你想呈现的姿势。

再来看下页插图的分腿前弯式，就可以更清楚地理解这个观念。在这个站姿体位中，收缩大腿前部、臀部和躯干的肌肉——包括股四头肌、腰肌和腹直肌，可以深化这个体位，并伸展位于大腿后面、臀部及脊椎两侧的拮抗肌。这就是为什么练习瑜伽时，要联合协同肌群一起运作才能获得理想的效果。

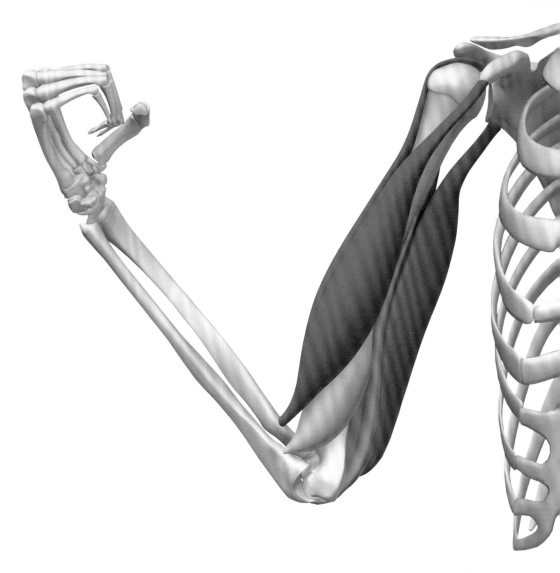

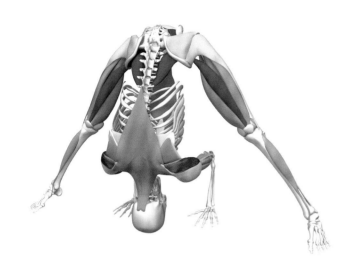

图1：手肘弯曲时，肱二头肌和肱肌互为协同肌。肱三头肌是手肘的伸肌，在弯曲手肘的动作中是拮抗肌。

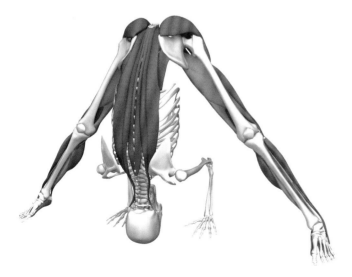

图2：分腿前弯式的协同肌（蓝色）和拮抗肌（红色）。

瑜伽体位就像是一把"钥匙"，能打开我们对身体的觉知。以前弯体位为例，既能伸展身体前方的肌肉，也能放松背部的肌肉，而后弯体位的效果正好相反。由此可知，体位不同，功能也随之不一样。对瑜伽解剖学有了基本的认识，就能了解暗藏于这些体位背后的功用。

在这本《瑜伽3D解剖书II——动作篇》中，我们希望能通过图文对照的方式，帮助读者更轻松地学瑜伽。书中，我们解构了55种哈达瑜伽的基本体位，来考察主要的关节和肌肉收缩时处在什么关键位置，以及肌肉群在不同体位中如何伸展。本书共分为三个部分，第一部分是肌肉伸展的生物力学和生理学理论，第二部分是解剖学基础知识，第三部分则是通过解构不同的体位来实际看这些理论的应用。

练习瑜伽的过程，其实就是探索我们身体的过程。不同的瑜伽系统对每个体位的诠释未必一致，姿势也会稍有差异，这根据师承系统及传授者的经验而定。从自己的练习中获得乐趣，并从中找出对你来说"最好"的解释，才是最重要的。这是一次探索身体的旅程，你会发现什么对你有用，并逐渐累积自己独特的瑜伽经验，相信这趟旅程永远不会结束。

如何使用本书

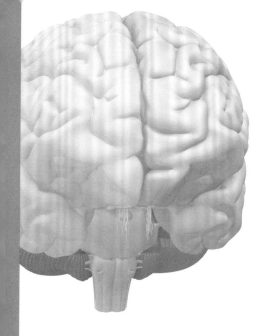

善用你的右脑来学瑜伽。右脑具有创意和空间的觉知，因此视觉艺术家通常都是用右脑来进行他们的艺术工作。如果请某个艺术家帮我们画个手肘，他通常不会马上画得很具体，而是先让想法转换成视觉模式，再以艺术的方式呈现。艺术家下笔时要考虑的因素很多，包括形状、角度、光线和阴影等，这样才能呈现出独特的效果。这个开创性的观念，来自贝蒂·爱德华博士（Dr. Betty Edwards）的著作《像艺术家一样思考》。学瑜伽也可以这样做，比如你可以将下犬式看成是伸直的四肢和弯曲的臀部。在这个体位中，我们可以通过"活化肌肉"的过程，主动调整运用肌肉的方式，创造出最好的姿势。在下犬式中，我们可以收缩肱三头肌来伸展手肘；收缩股四头肌来拉直膝盖，收缩髋部的屈肌来屈曲躯干。一旦我们了解了瑜伽解剖学的基本原理，就能将这个概念运用在任何体位。如此一来，我们就可启动肌肉骨骼系统让身体做出各种瑜伽姿势，就像雕刻家使用刷子和凿子来创作一样。将认知转化成右脑思维，会让我们在做瑜伽时进入冥想状态。

在本书中，我们会说明如何启动或放松特定的肌肉来达到深化或提升瑜伽体位的目的。首先，请读者采用"完形"（Gestalt）[①]的角度，单纯用欣赏的心态来观看这些图片，让它们进入你的潜意识，然后将体位逐一拆解，更深入地观察关节与其相联结的肌肉是如何运作的。

梵文 Drishti 是指凝视点，意思是在学习瑜伽时，要运用你对身体的知识来创造凝视点，用心灵之眼灌注你的注意力。建议你在练习任何体位时，一次只注意单一的肌肉群。先将注意力放在大肌肉群来做出特定动作，然后再使用较小的肌肉来调整动作。动作要缓慢温和，逐渐将解剖学和生理学的知识融为一体。要知道在你练习瑜伽时，大脑会下意识地将你所学到的统合在一起。

最后一句话：做得安全而快乐，才是练习瑜伽的真正目标。

① Gestalt 是德语，描述的是一种整体的概念，德国心理学家发现人类对视觉图像的认知并非根据各个分离的片段，而是一种经过知觉系统串联组织后的形态与轮廓。

| PART 1 |

伸展原理

1 以生物力学解构伸展原理

几年前，我请益瑜伽大师艾扬格（B. K. S. Iyengar）："精通瑜伽的关键为何？"大师举起手，指着每一根手指，然后说："你必须平衡身体每个部位的能量。"

"哈达"（Hatha）在梵语中，意指太阳或月亮，暗示瑜伽也要讲究阴阳协调。以这个角度思考大师的话，便不难理解哈达瑜伽的精髓所在。

了解生物力学的机制与交互作用，是平衡身体力气与能量的关键因素之一。我们的大脑可以有意识地控制身体的生物力学，比如控制骨骼肌如何移动骨头和关节，发送信号给肌肉，使肌肉收缩或放松，让身体可以做出特定的瑜伽姿势。

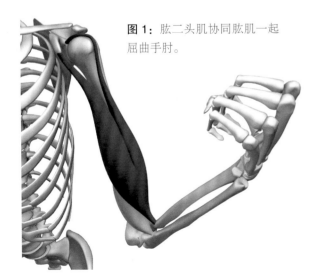

图 1：肱二头肌协同肱肌一起屈曲手肘。

肌肉群包覆着关节，并依照产生的动作而分成以下几类。主动肌又称原动肌，是提供主要力量的肌肉，它让身体产生动作；协同肌是协助主动肌完成动作的肌肉；拮抗肌与主动肌的角色相反，当主动肌收缩时，拮抗肌会配合放松，让动作得以完成（参见图 1）。不同形态的肌肉各司其职、协调运作，身体各部位的能量就能达到平衡。

关节的灵活度与稳定度——生物力学中的阴阳

关节的灵活度与稳定度就像阴阳原理，一张一弛，此消彼长。灵活度越大，稳定度就越低，反过来也一样。肌肉骨骼的生物力学可以清楚地解释这一过程。对于某个特定关节的运动方式，有下列决定性因素：

1. 骨头形状
2. 关节囊韧带构造
3. 围绕关节的肌肉群

形成关节的骨头形状，决定了关节的活动范围。例如髋关节，它由股骨头和髋臼结合而成，是一种稳定性高的深球窝关节，它的三个平面的动作都会受限，而只有这样的稳定性才能承受住身体的重量。肩关节属于浅球窝关节，活动性更大，比髋关节灵活许多，而相对地，它的稳定性就比较低（参见图 2）。

围绕关节的关节囊和韧带称为关节囊韧带构造。关节囊和韧带由纤维结缔组织组成，关节囊韧带构造除了可将骨骼联结在一起之外，还能决定关节的灵活度和稳定度，它的功能就像关节、骨骼的活动接杆。和骨骼一样，关节囊韧带的形状也与其功能密切相关。

对稳定性高的关节(如骶髂关节)来说，组成它的骨骼以粗厚的韧带联结在一起，因此其活动范围就很有限。相反地，肩关节活动大，因此组成它的骨骼以细薄的韧带联结在一起，它就有更好的延展性。

最后我们要谈的是围绕关节的肌肉——稳定肌群。肌肉收缩不仅能产生动作，还可以稳定关节。肌肉收缩时会影响关节的灵活度。肌肉越僵紧，关节的活动范围就越小；相反地，肌肉越放松，关节的灵活度就会增加。身体伸展时，会拉长特定关节的稳定肌群，让关节有更多活动空间。瑜伽是一个伸展肌肉的好运动，练习瑜伽可让关节处的肌肉变得更长，增加整个身体的活动范围。

瑜伽姿势无法做到位的因素有很多，包括关节的灵活度和稳定度、肌肉收缩的程度、关节囊韧带构造的松紧度，以及骨头的形状，有时候可能同时受到以上好几个因素的影响。

青春期过后生长板会关闭，骨头形状就定型。骨头形状因人而异，因此很难判断某个人是否是因为骨头形状而做不好瑜伽动作。关节囊韧带构造的状态，也是让瑜伽动作受限的因素之一。此外，韧带的伸展程度也是有限的，过度伸展会伤害到韧带，可能会影响到关节的稳定度。

由此可知，我们没办法改变骨头的形状，也不应该改变韧带的长度，要改善身体的灵活度，我们唯一可以做的就是改变稳定肌群。这是一件好事，事情变得简单了，因为骨骼肌的长度可以靠我们的意识去改变，而且通过瑜伽的练习可以安全地改善身体的活动幅度。

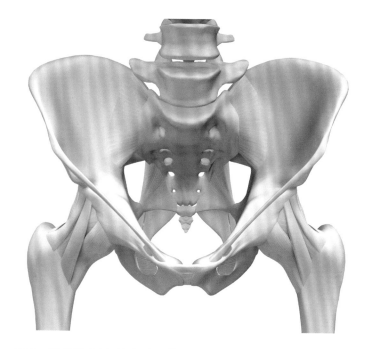

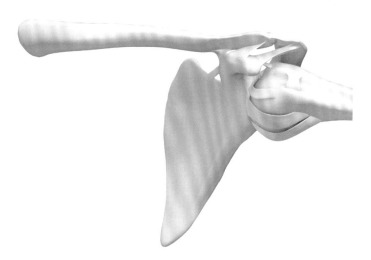

图2：髋关节（上图）与肩关节（下图）都属于球窝关节构造，髋关节是深球窝构造，而肩关节是浅球窝构造（图中可见韧带）。

什么是伸展？

骨骼肌通常通过肌腱固定在骨骼的两端，这两端一端称为"起端"，另一端称为"止端"。基本上，伸展某块肌肉时，会让起端离止端更远。我们可以保持骨骼肌的起端不动，只移动止端部分，或是反过来也行。图1至图4是以棘上肌和腘旁肌为例的说明。

下图是鹰式体位，图中可以看出移动棘上肌（包覆肩关节的肌肉之一）的起端或止端可以拉长肌肉的长度。

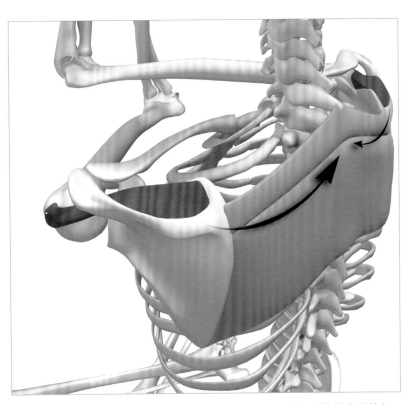

图1： 胸大肌将肱骨拉往身体中线，这个动作会让附着于肱骨头的棘上肌远离它的起端（肩胛骨处）。

图2： 菱形肌将肩胛骨往背部中线的脊椎拉近，这个动作会将棘上肌的起端拉离它的止端（肱骨头处）。

当肌肉被拉长时会影响到几个身体结构，其中包括包覆在肌肉外面的结缔组织，以及让肌肉收缩的收缩单元。持续地练习瑜伽，能拉长结缔组织的长度；收缩单元（又称肌节）则受中枢神经系统所控管。我们会针对这几个身体结构另设一个章节来深入讨论。

下图采用站立前弯式体位，图中可以清楚地看到移动腘旁肌的起端或止端时，会拉长大腿后面的肌肉长度。

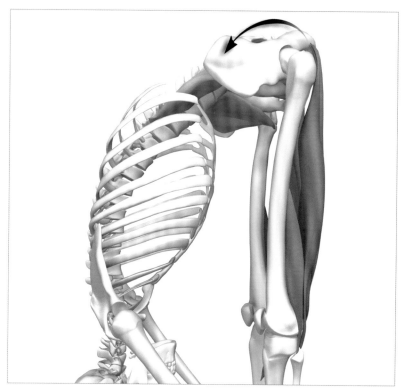

图3：拉直膝盖的是股四头肌。这个动作会移动腘旁肌的止端，将它拉离位于骨盆坐骨结节的起端。

图4：腰肌使骨盆向前倾。这个动作会将腘旁肌的起端（位于骨盆后方）往上提，远离膝窝下方的止端。

移动肌肉的起端与止端 1

下面四张图显示的是单腿伸展头触膝式的动作，可以看出移动纵向肌肉群的起端与止端，可以深化这个体位。

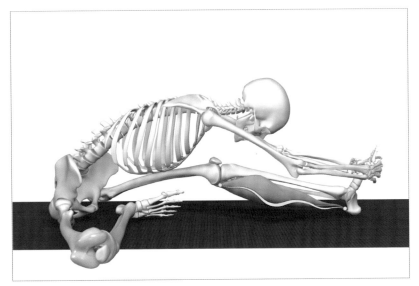

图 1：屈膝可以放松小腿主要肌肉（腓肠肌）的起端，这个动作会让腓肠肌的止端（位于脚跟骨上）活动更自如。

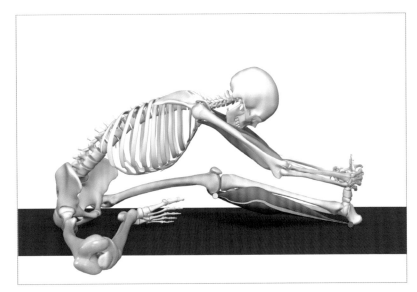

图 2：一旦腓肠肌放松后，再弯曲手肘用双手抓住脚掌往后扳，维持此姿势不动。这样一来，就可使腓肠肌的止端离股骨的起端更远。这个体位是联结上肢与下肢的一个很好的范例。

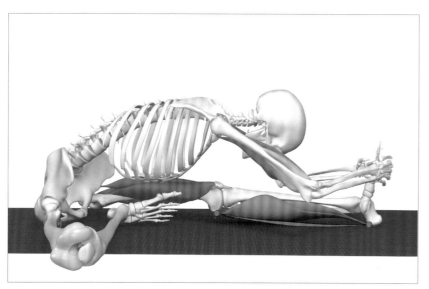

图 3：双手一直抓住脚掌，同时启动肱二头肌和肱肌来弯曲手肘，脚掌仍维持足背弯曲（背屈）的状态。启动股四头肌拉直膝关节，这个动作会让小腿肌肉（腓肠肌）的起端远离止端（位于脚后跟），达到伸展肌肉的目的。

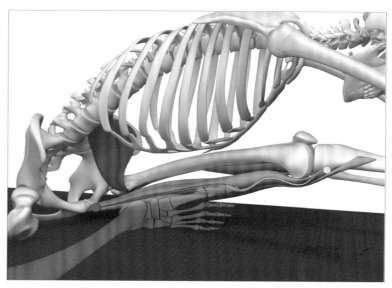

图 4a：屈膝放松腘旁肌的止端。接着使用腰肌让骨盆向前倾。这个动作会将腘旁肌的起端（位于骨盆处）拉离止端（位于小腿）。

移动肌肉的起端与止端 2

从这个单腿伸展头触膝式中可以了解到：多个主要关节（包括脚踝、
膝盖、髋部、手肘和脊椎中的关节）一起运作，能拉长背部的肌肉。

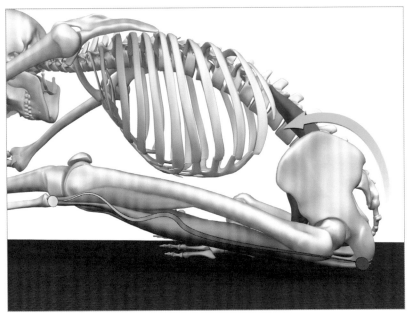

图 4b： 这是从另一个角度来观看图 4a 的动作。

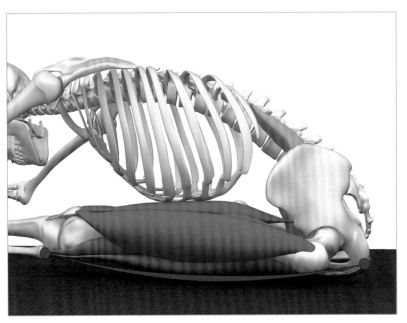

图 5： 收缩股四头肌来拉直膝盖，将腘旁肌的止端（位于小腿处）拉离起
端（位于骨盆后面）。腰肌使骨盆维持前倾姿势。这组动作还可拉长腘旁
肌的长度。

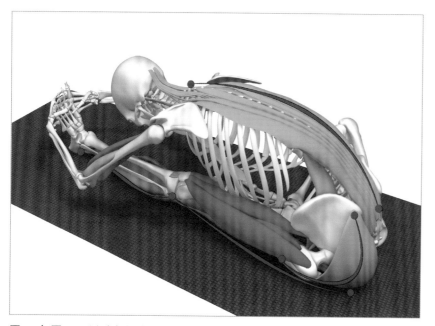
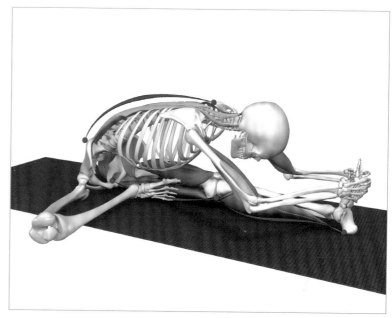

图 6a 与图 6b： 用手掌和手臂的力量让踝关节往后倾，拉直膝关节同时也拉长腓肠肌的长度。膝盖拉直、骨盆前倾，就会拉长腘旁肌。髋部屈曲，可拉长臀大肌的长度。屈曲手肘、躯干前弯，可以伸展脊椎肌肉。这个动作会把骨盆进一步往前拉，加上腰肌的作用，进一步强化了整个伸展的强度。

2 伸展的生理学反应机制

骨骼肌的生物力学是受意识所控制的，比如说我们想要拉直膝关节，大脑就会下收缩的指令给股四头肌，股四头肌一收缩就能拉直膝关节、伸展腘旁肌。这个动作会触发一连串的生理反应，不过我们不会意识到这些反应的发生。

关节与肌肉中的"受器"[①]可以侦察出肌肉张力和长度的改变，然后传送信号到负责控管肌肉收缩的中枢神经系统，以响应某个特定关节的活动范围。

通过这种方式，有意识的生物力学动作便能影响无意识的生理反应。身体在练习瑜伽姿势时，会触发一连串的生物力学与生理学的反应。

脊髓的反射作用

脊髓的反射弧负责调节骨骼肌收缩单元的张力和长度，这样的调节是无意识的主动行为，目的是响应生物力学的动作。当肌肉收缩或伸展时，肌肉内的受器会通知中枢神经系统，再由中枢神经系统指示肌肉做出适当的响应，做出放松或收缩的动作。这些动作都是靠肌肉和脊髓之间的神经传导途径——反射弧来完成的，我们无法察觉这些过程。最后的结果就像阴阳回馈机制，一张一弛，不断往来变化，通过收缩与伸展，平衡并精细调整身体的动作。

受器和相对应的反射弧联结骨骼肌肉系统与中枢神经系统，这是相当复杂的人体设计，为了实用起见，本章仅针对三个主要的脊髓反射作用来讨论：肌梭、交互抑制和高尔基腱器。

伸展肌肉的方法

通常，肌肉伸展有以下三种方法：

- **弹震式伸展（Ballistic stretching）**：这是使用跳跃方式来伸展目标肌肉群的方式，所谓的动瑜伽（Vinyasa flow）就是一个例子。这种伸展方式之所以有用，在于做完上一个瑜伽体位后大脑会"重新设定"肌肉的长度。早上起床后练习拜日式，就是因为这个原理。

- **被动式伸展（Passive stretching）**：这类伸展牵涉到身体的重量、重力，以及协同肌群和拮抗肌群。伸展方式是让身体处在某个伸展动作中一段时间，好让负责的伸展受器有时间来"适应"。长时间保持被动式伸展，可以拉长肌肉不会主动收缩的部分，比如筋膜鞘。

- **PNF 伸展**：又称为本体感觉神经肌肉促进法（Proprioceptive Neuromuscular Facilitation，简称 PNF），通过收缩想伸展的肌肉来锻炼柔软度。这种伸展可以刺激高尔基腱器的伸展受器，让脊髓下令放松肌肉。一旦肌肉处在舒张的状态下，就可强化伸展的功效。

---

① 受器（receptor）是感觉器官、肌肉、皮肤和关节上的特殊分化细胞，功能是接受内外的各种不同刺激，并将之转变为神经脉冲，经由感觉神经细胞来传递，最后由中枢神经系统对肢体及肌肉进行调节，以产生适当的动作。

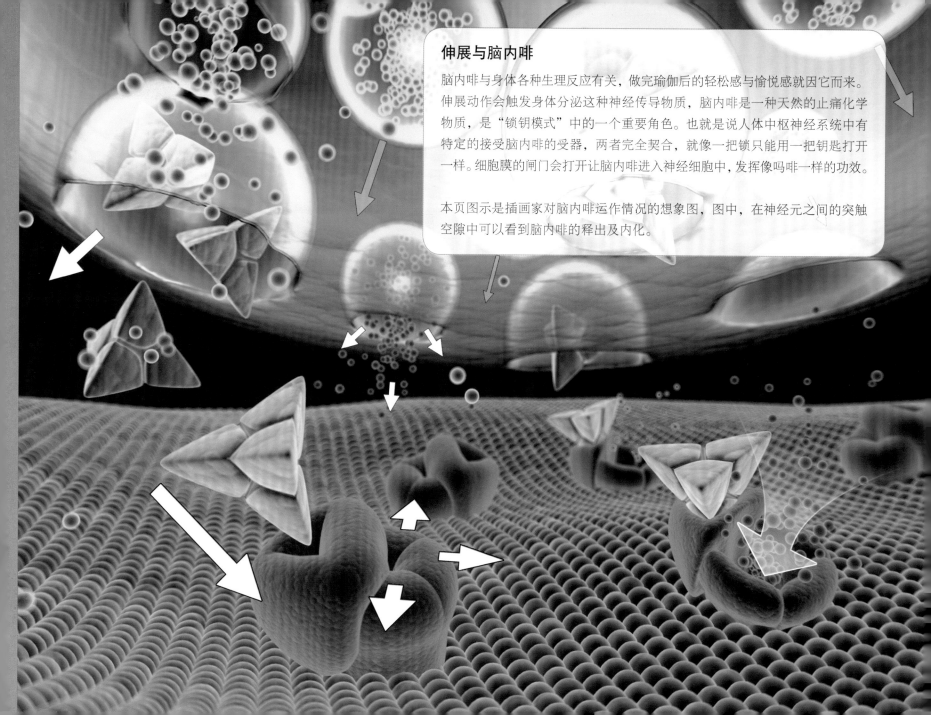

伸展与脑内啡

脑内啡与身体各种生理反应有关，做完瑜伽后的轻松感与愉悦感就因它而来。伸展动作会触发身体分泌这种神经传导物质，脑内啡是一种天然的止痛化学物质，是"锁钥模式"中的一个重要角色。也就是说人体中枢神经系统中有特定的接受脑内啡的受器，两者完全契合，就像一把锁只能用一把钥匙打开一样。细胞膜的闸门会打开让脑内啡进入神经细胞中，发挥像吗啡一样的功效。

本页图示是插画家对脑内啡运作情况的想象图，图中，在神经元之间的突触空隙中可以看到脑内啡的释出及内化。

3 肌肉长度的侦察器：肌梭

肌梭牵张感受器(muscle spindle stretch receptor)是一种特别的肌肉细胞，简称肌梭。这种梭形小体分布于全身的骨骼肌中，在四肢肌肉中尤其多。肌梭位于骨骼肌的肌腹上，可以侦察到肌肉长度及张力的变化。基本上，当肌肉因伸展而拉长时，肌梭会发送信号到脊髓，然后下指令让肌肉收缩以对抗伸展动作。这样的机制是为了保护肌肉不被过度伸展或撕裂，科学家将此反应称为"脊髓反射弧"。

练习瑜伽时，不要勉强身体过度伸展，这会加强肌梭的作用，促使肌肉收缩。这样的机制，会妨碍身体进行深入的伸展动作。硬碰硬不是好方法，要解决这样的问题只能循序渐进，可以先配合脊髓反射弧的运作来降低肌肉反射收缩的强度，然后逐步深化瑜伽体位。

在下页图中，我们可以看到肌梭的脊髓反射弧是如何运作的。肌梭受器传送信号到脊髓，信号再经由脊髓传送到运动神经元，要求肌肉收缩以对抗伸展动作。这种原始的反射，是针对一个生物力学事件——肌肉伸展的一个无意识回应。维持肌肉伸展 30 至 60 秒，就可降低肌梭的放电强度，肌肉便能舒张放松。向下伸展时背部稍微往上提一下，也能降低肌梭放电的强度，以便放松肌肉，增加伸展幅度。

下页图以站立前弯式为例，说明了"安抚"肌梭的技巧，即使其降低放电强度。伸展时，背部要往上提几秒钟，然后再往下弯，加深伸展幅度。这个方法看似矛盾，但是会比一次弯到底更有效。原因在于，这样做会降低目标伸展肌肉的反射收缩。

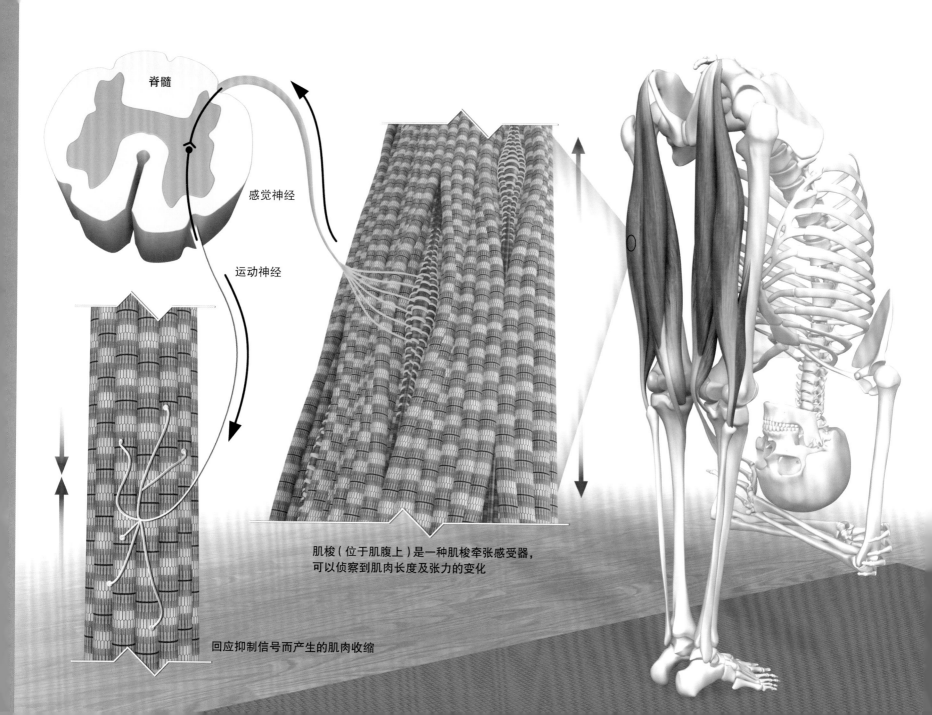

脊髓

感觉神经

运动神经

肌梭（位于肌腹上）是一种肌梭牵张感受器，可以侦察到肌肉长度及张力的变化

回应抑制信号而产生的肌肉收缩

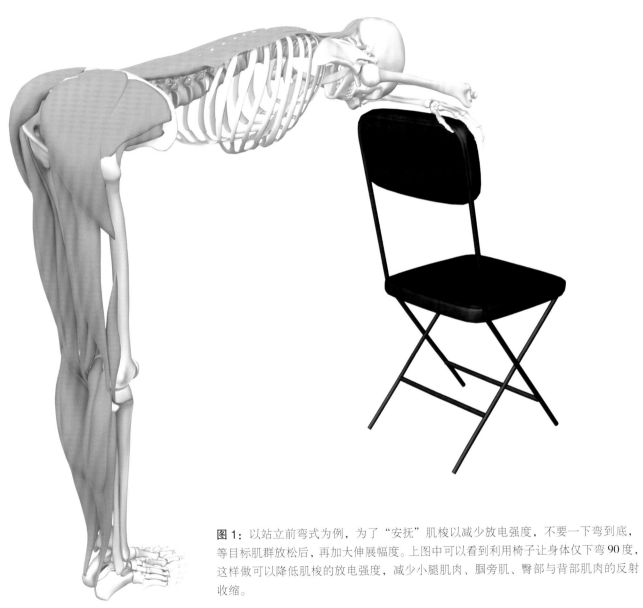

图 1：以站立前弯式为例，为了"安抚"肌梭以减少放电强度，不要一下弯到底，等目标肌群放松后，再加大伸展幅度。上图中可以看到利用椅子让身体仅下弯 90 度，这样做可以降低肌梭的放电强度，减少小腿肌肉、腘旁肌、臀部与背部肌肉的反射收缩。

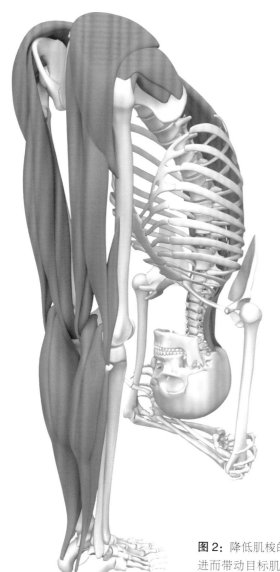

站立前弯式体位中的肌梭

身体慢慢向前，弯到舒适的角度，腘旁肌、臀大肌及竖脊肌的肌梭会因为伸展动作而放电，并将电信号传送到脊髓。这是反射弧的第一部分，肌梭是受器，经由传入神经与脊椎相联结。反射弧的第二部分，是通过传入神经从脊髓将信号发送到肌肉，使其收缩。正在伸展的背部肌肉会产生反射收缩，使得练习者无法做好站立前弯式。

我们接下来的任务是减缓伸展肌肉的反射收缩，做法是稍微放松要伸展的肌肉。搭配椅子来做站立前弯式，让肌梭慢慢适应前弯动作，因为把身体抬高可以降低背部肌肉伸展的张力。降低伸展张力就能降低肌梭放电的强度，因此能使伸展肌的反射收缩降到最低。

保持这种温和伸展的姿势，做几次深呼吸后，就能平稳肌梭的伸展受器，解除放电警报。等肌梭适应温和的伸展后，就能收缩大腿前面的肌肉来伸展膝盖，让下弯幅度加大，站立前弯式就能做得更加到位。

图 2：降低肌梭的放电强度，小腿肌肉、腘旁肌、臀肌和背部的肌肉都能跟着放松，进而带动目标肌群一起放松。此图呈现的是在站立前弯式的体位中获得充分伸展的肌肉。

4 动作协调的关键机制：交互抑制

交互抑制是一种全身从上到下阴阳协调的概念，就解剖学来说就是不同的关节都能发挥正常功能。当你阅读本章时，请时时回想髋关节和肩关节的形状，就能更快地理解形状与功能相符这个概念。

生物力学的阴阳变化

当我们正在做某个动作时，所使用的肌肉会自动分为两类：一类是主动肌，另一类是拮抗肌。以伸展膝关节为例，股四头肌是主动肌，沿着大腿后方分布的腘旁肌是拮抗肌。相反地，屈膝时，腘旁肌成了主动肌，而股四头肌则成为拮抗肌。这就是生物力学中的阴阳变化。

交互抑制——生理学上的阴阳变化

弯曲或拉直膝盖的生物力学过程（主动肌收缩时，拮抗肌舒张），在生理上也会产生相对应的阴阳变化。这个阴阳变化存在于人体最原始的脊髓反射弧中，也就是我们所称的"交互抑制"，意思是指关节一端的肌肉会舒张（放松）来配合另一端肌肉的收缩。我们可以有意识地控制反射弧，进而改善我们的瑜伽姿势。

以坐姿前弯式为例，大腿前面的股四头肌是主动肌，而大腿后面的腘旁肌是拮抗肌。股四头肌收缩，腘旁肌就会舒张，这样的变化都是通过脊髓进行的。导致股四头肌收缩的神经脉冲称为兴奋性神经脉冲，而使腘旁肌舒张的脉冲则是抑制性神经脉冲。

试用这个技巧来加强坐姿前弯式：慢慢收缩股四头肌来伸直膝关节，注意腘旁肌如何放松。这个技巧，可以运用在其他体位的不同主动肌群或拮抗肌群。有了生物力学的知识，当你运用这个技巧时，就能有效改善骨骼的排列方式。

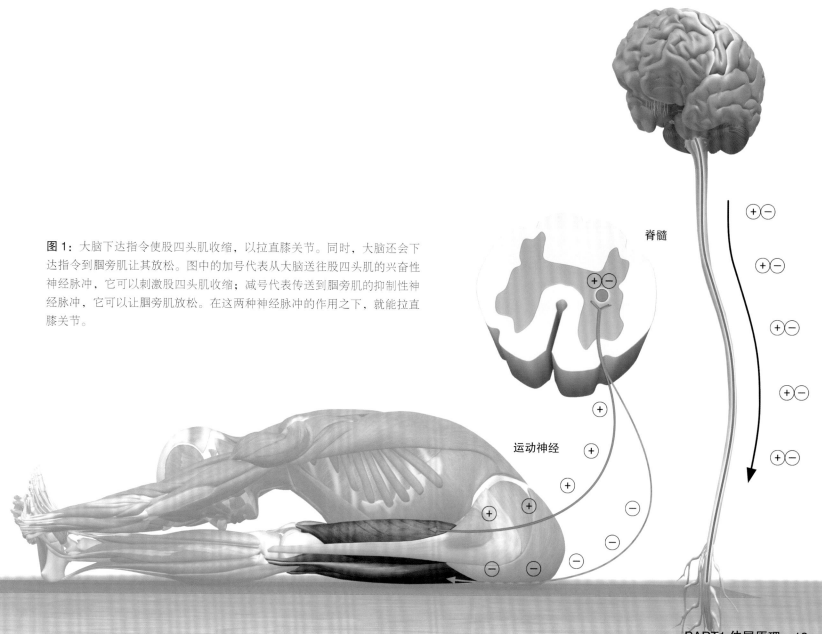

图1：大脑下达指令使股四头肌收缩，以拉直膝关节。同时，大脑还会下达指令到腘旁肌让其放松。图中的加号代表从大脑送往股四头肌的兴奋性神经脉冲，它可以刺激股四头肌收缩；减号代表传送到腘旁肌的抑制性神经脉冲，它可以让腘旁肌放松。在这两种神经脉冲的作用之下，就能拉直膝关节。

脊髓

运动神经

5 肌肉张力侦察器：高尔基腱器

高尔基腱器也是一种感觉受器，位于肌肉和肌腱的交接处。它对肌肉张力的变化很敏感，当张力增加时，它就会传送信号让肌肉放松。这样的作用就像是"断路器"，可以避免肌肉过度收缩而造成肌腱拉伤。高尔基腱器会配合同样也是感觉受器的肌梭一同作用，它们会侦测肌肉的长度和张力变化，发送信号让肌肉收缩。

物理治疗师和运动教练会将高尔基腱器的作用方式用于治疗患者和训练运动员，这就是一般所称的 PNF 伸展法（即本体感觉神经肌肉促进法）。在 PNF 伸展法中，为了刺激高尔基腱器，会短暂收缩正在伸展的目标肌肉，造成肌肉张力增加，接着高尔基腱器会发送信号让肌肉放松，就可进一步来伸展肌肉。这在生理学上称为"放松效应"。

第一次接触这种柔软度训练的人，可能会觉得要收缩正在伸展的肌肉是不合理的事；但只要小心地应用这个技巧，就可以突破练瑜伽时的障碍，深化瑜伽姿势，做得更到位、更有效果。

练习技巧

1. 首先，尽可能地拉长你要伸展的目标肌肉，这样可以重新"设定"该肌肉的长度，重点是让大脑知道你最后想要的伸展程度。

2. 接下来，温和地收缩目标肌肉，以坐姿前弯式为例，我们要把目标放在伸直双腿的腘旁肌。所以，我们要先试着弯曲膝盖使腘旁肌收缩（这个屈膝动作使用的就是腘旁肌）。一般来说，我会先稍微弯曲膝盖，再把脚踝压到地板。这样做就能引起腘旁肌收缩。

3. 仅向目标肌肉施加 20% 的力量（肌肉在一次收缩时所能产生的最大力量）来收缩目标肌肉，并维持 8 到 10 秒。然后放松，深呼吸一次。

4. 现在，收缩大腿前方的拮抗肌，使目标肌肉达到一个新"设定"的长度。以坐姿前弯式为例，我们要收缩大腿前面的股四头肌来拉直膝盖，这样便可伸展大腿后面的腘旁肌，使身体更加下弯。

注意事项

1. 如果你是瑜伽初学者，在应用这些强效的技巧来深化伸展前，请务必多花几个月让身体适应。

2. 请记得高尔基腱器的作用虽然是保护肌腱不被拉伤，但是它保护的能力是有限的。因此，千万不要过度使用这个技巧，同时也不可以使用超过 20% 的肌力来收缩目标肌肉。

3. 用来收缩肌肉的力量会转移到关节，这称为"关节作用力"，因此在伸展时，一定要让关节维持在正常的排列位置，才能真正地保护关节。如果关节感到疼痛，务必马上停止伸展。

4. 一次只练习一组肌肉群，每次练习时，不要每个体位都进行 PNF 伸展，只能选择其中一个体位来做。以上述的伸展方法来练习，次数不超过 2 至 3 次。

5. 在下一次练习此技巧前，要给自己足够的时间（48 小时）来恢复。

6. 练习时，一定要有经验丰富的合格瑜伽老师在一旁指导。

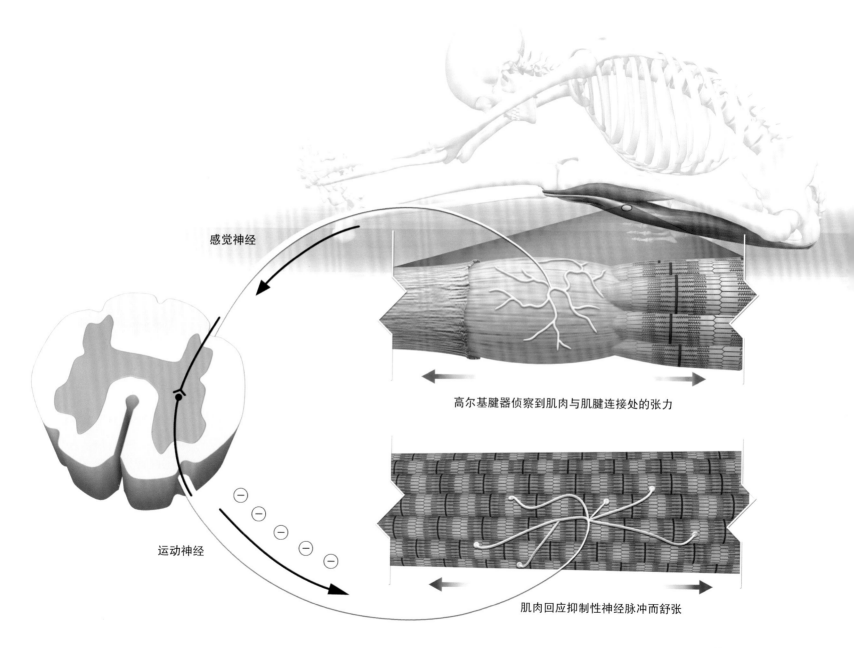

感觉神经

高尔基腱器侦察到肌肉与肌腱连接处的张力

运动神经

肌肉回应抑制性神经脉冲而舒张

6 高尔基腱器与促进拉伸

人体有许多自我保护机制，以前面讨论的骨骼肌为例，就有两大侦测系统。其一是肌梭，肌梭对肌肉长度的变化特别敏感，只要侦测到肌肉长度瞬间变长，就会让肌肉反射性收缩来抗拒伸展，保护肌肉避免拉伤。其二是高尔基腱器，可以侦测肌肉张力的变化，当肌肉被过度拉扯时，会因高尔基腱器的抑制作用而放松，以免肌腱被扯断。综合运用肌梭、交互抑制及高尔基腱器的不同功能，就能在不受伤的情况下，有效加强柔软度，让伸展动作做得更完美。

练习牛面式时，试着让双手在背后往相反方面拉开，以增加上肢肌肉与肌腱交接处的张力。这样做会影响到肩旋转肌群的棘下肌与小圆肌的肌肉与肌腱交接处，以及前三角肌与上胸肌（这个体位的下手臂处）。在这个姿势中，上臂的肩旋转肌群（包括肩胛下肌、背阔肌与大圆肌）会感受到张力增加。

高尔基腱器感受到张力后就会放电，促使脊髓发送信号让这些肌肉放松。即使双手不再往反方向拉扯，放松的反应仍会持续一阵子。我们可以将双手拉得更近来强化牛面式，然后借由放松效应来收紧舒张的肌肉。

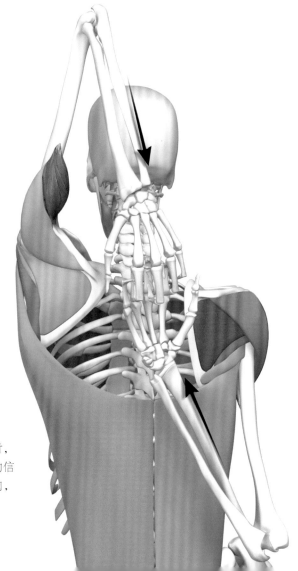

图1：试着将双手往反方向拉开，使肩膀的肌肉做离心收缩。在双手拉开时，标示为蓝色的目标肌肉会收缩。这些肌肉的高尔基腱器会传送张力增加的信号到脊髓，然后脊髓再发出信号让肌肉放松。因放松效应而产生舒张的肌肉，会因为双手拉近而收紧。

在低弓箭步的改良版中，我们可以利用后脚来解释髋部屈肌的诱发伸展。后脚的膝盖与前方的脚都固定在垫子上，缩后脚屈肌产生的力量会成为施加在肌肉与肌腱交接处的张力。髋部屈肌的高尔基腱器会传送信号到脊髓，然后脊髓再下令让屈肌放松。因为放松效应而产生舒张的肌肉，会通过低弓箭步的深化伸展而拉紧。

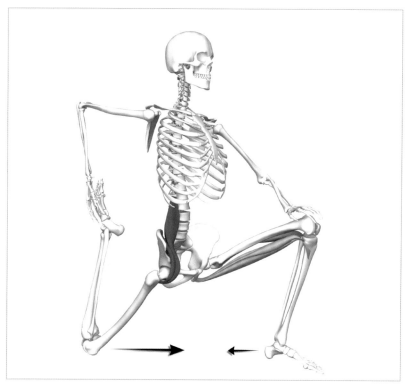

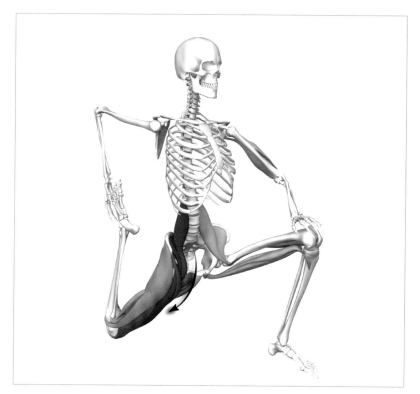

图1：从图中可以看出腰肌是髋部的屈肌，髋部在低弓箭步中被延展，腰肌也获得伸展。试着将后脚膝盖往前脚推近，这会让伸展的腰肌做离心收缩，刺激肌肉与肌腱交接处的高尔基腱器。收缩前脚的腘旁肌，并试着将前脚往后脚膝盖拖动，可以加强肌肉张力。前脚是固定的，所以收缩的力量会移到后脚的腰肌，增加肌肉中高尔基腱器的放电强度。

图2：屈肌肌群的舒张状态，因为体位的深化而拉紧。当前脚的腘旁肌弯曲膝盖时，启动前脚的腰肌可以屈曲髋部。用手将前脚的膝盖往下压，同时抬升躯干。这些动作都可强化这个瑜伽体位，并拉长后脚的髋部屈肌。

在伸展中完美结合生物力学与生理学

在这一章里，我们会以单腿伸展头触膝式为例，说明在移动起端与止端来伸展腘旁肌时，可以如何结合先前学过的技巧与解剖学知识，如何运用肌梭、交互抑制作用与高尔基腱器等。

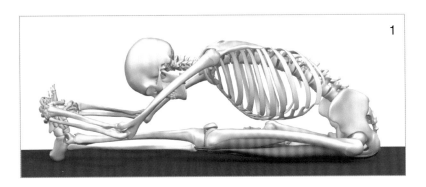

以颜色渐层呈现肌肉的收缩伸展

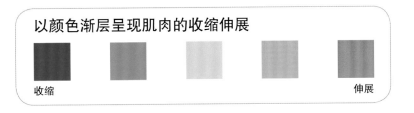

收缩　　　　　　　　　　　　　　　　　伸展

1. 练习单腿伸展头触膝式，可以适度拉长并伸直腘旁肌。这样做会刺激肌梭放电，造成腘旁肌的反射性收缩。

2. 弯曲膝盖来减轻腘旁肌的伸展张力，释放位于小腿处的肌肉止端。保持这个姿势，做 2 到 3 个深呼吸，让肌梭适应这个施力从而较轻地伸展。

3. 现在，肌梭的放电强度降低了，收缩股四头肌来伸直膝盖，由于腘旁肌被拉长了，使得位于膝盖的肌肉止端离起端更远。这个动作会传送信号到腘旁肌，通过交互抑制作用而进一步放松。

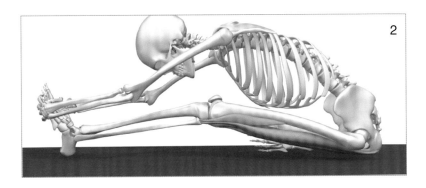

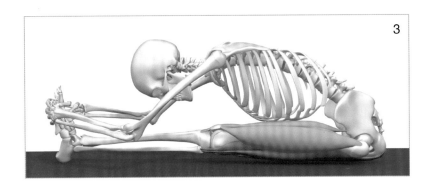

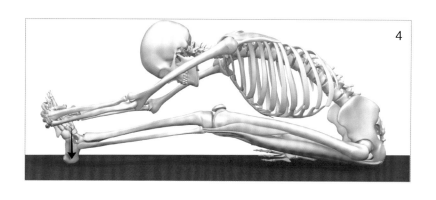

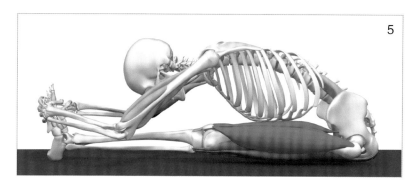

4. 收缩腘旁肌将脚踝往下压向地板，这样做可以增加肌肉与肌腱交接处的张力，刺激高尔基腱器放电。然后脊髓就会发出信号让腘旁肌放松。

5. 收缩股四头肌来拉直膝关节，并将腘旁肌的止端拉离起端。拉直膝关节，可以收紧因为放松效应而舒张的肌肉。收缩股四头肌形成交互抑制，进一步让腘旁肌放松。拉动腰肌使骨盆前倾，将腘旁肌的起端拉离止端。收缩肱二头肌来弯曲手肘，让身体往前倾来深化这个瑜伽体位。

7 唤醒休眠的肌肉——以腰肌为例

有些肌肉因为经常使用，在儿童时期就已相当活跃，腰肌便是其中之一。腰肌是引发骨盆与腰椎动作的核心肌肉，大约八个月大，在我们第一次弯曲身体坐起来时就开始使用腰肌了。大脑很快就觉察到这种频繁使用的情形，因此在运动皮质区建立了回路，让我们可以不用思考就能自然地坐起身来。这是身体为了节省能量的结果，因为思考需要耗费许多能量。试想，如果我们每走一步路都要大脑先思考一遍的话，将有多累人啊！事实上，人类使用姿势肌群的频率是如此之高，以至于我们早已"忘记"如何有意识地去使用这些肌肉。

瑜伽姿势可以为我们的身体重新设定指令，这和日常活动（如坐下或走路）不一样，这样做可以活化我们"休眠"肌肉（比如腰肌）的意识觉知。肌肉一旦被唤醒，我们就可以有意识地让这些肌肉执行新的任务。比如说，我们可以利用被唤醒的腰肌来强化原本的瑜伽体位。

在这一章中，我们将重点放在腰肌上。腰肌属于多关节肌，起于腰椎，横跨过骨盆而终止于股骨内侧。因此，收缩这一重要肌肉便可稳定腰椎、倾斜骨盆并屈曲股骨。启动并活化每个瑜伽体位的主要作用肌群，能够更有效地学习瑜伽。以三角式为例，只要善用重力，简单的俯身动作就能屈曲髋关节。然而，如果能活化髋部的主要屈肌——腰肌，就能更精准地做好三角式，并从中获得更多的好处。

身体的洞察力

我们的大脑，蓝色区块为运动皮质区。身体的洞察力，意思是指唤醒身体以预知下一个动作的能力，并知道要使用哪个效率最大的肌群来完成这个动作。学习瑜伽可以培养这样的觉知能力，当身体的能量通道——经络被开启后，宇宙之道就能清楚显现。

不同的瑜伽体位可以活化身体的不同部位，我们可以结合几种体位，依次启动这些身体部位。在本书第三部分的站姿体位中，就是以这样的顺序，把活化腰肌和核心肌群当作目标。

当我们的大脑将一组动作视为"唤醒腰肌组"，就会开始在不相关的动作中自动地使用腰肌。这和爬楼梯很像，踩第一阶时需要大脑下指令，身体才会抬起腿来迈出第一步，但一旦跨出第一步，身体就会自动且有节奏地往上爬。职业运动选手也有相同的情况，他们不断练习该运动的一些基本动作，直到能够在运动场上自发性地展现他的技能。换句话说，我们有意识地唤醒休眠的腰肌，好让它可以无意识地执行新任务。

我曾在工作坊中，以双手倒立的姿势亲自示范"唤醒腰肌组"来说明这种现象。我的学生常告诉我，他们感觉到自己的姿势稳如磐石，这是因为大脑下意识地启动新唤醒的腰肌来执行新的任务——稳定骨盆。在做完同一组的体位后，你可以练习不相关的体位来体验这样的感受。

我们的大脑，
蓝色区块为运动皮质区。

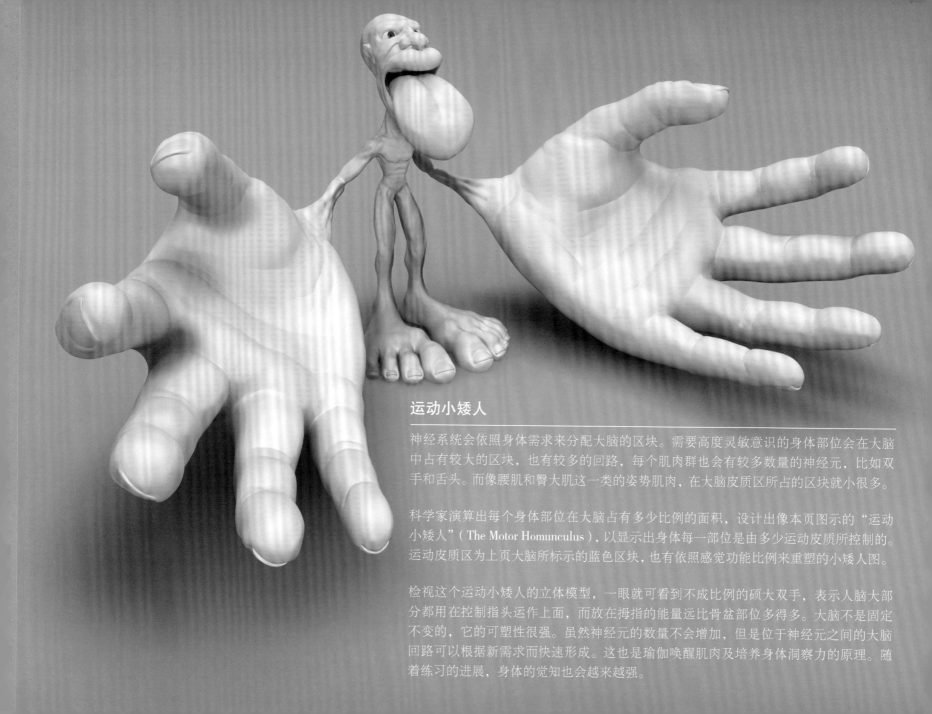

运动小矮人

神经系统会依照身体需求来分配大脑的区块。需要高度灵敏意识的身体部位会在大脑中占有较大的区块，也有较多的回路，每个肌肉群也会有较多数量的神经元，比如双手和舌头。而像腰肌和臀大肌这一类的姿势肌肉，在大脑皮质区所占的区块就小很多。

科学家演算出每个身体部位在大脑占有多少比例的面积，设计出像本页图示的"运动小矮人"（The Motor Homunculus），以显示出身体每一部位是由多少运动皮质所控制的。运动皮质区为上页大脑所标示的蓝色区块，也有依照感觉功能比例来重塑的小矮人图。

检视这个运动小矮人的立体模型，一眼就可看到不成比例的硕大双手，表示人脑大部分都用在控制指头运作上面，而放在拇指的能量远比骨盆部位多得多。大脑不是固定不变的，它的可塑性很强。虽然神经元的数量不会增加，但是位于神经元之间的大脑回路可以根据新需求而快速形成。这也是瑜伽唤醒肌肉及培养身体洞察力的原理。随着练习的进展，身体的觉知也会越来越强。

唤醒腰肌

在这一小节里，我们使用一组有协同关系的站姿体位来说明如何有效活化并唤醒腰肌的过程。首先是收缩腰肌，然后从正面转向侧面，以不同的扭转姿势来完成唤醒腰肌的目标。这样做，我们可以活化腰肌的不同部位，通过不同体位中稍微有差异的动作来逐渐唤醒腰肌。如此一来，便能培养出身体对肌肉的洞察力，当我们练习其他瑜伽姿势时，大脑会"预先思考"使用腰肌是否会有帮助，而自动下令腰肌来配合。

要记得一点，那就是腰肌通常"藏在"大脑的潜意识区块，在练习每个体位之前，我们先要将腰肌独立出来，有意识地运用它。向心收缩是独立腰肌以及唤醒这束休眠肌肉的方法之一，也就是说，我们要活化腰肌不是拉长或缩短它，而是使它维持在一个固定的长度。想要灵活运用这个技巧，你需要了解不同肌肉的行为及作用，比如腰肌是用来屈曲髋关节的，收缩腰肌可以使身体向前弯或抬起膝盖。通过弯曲身体或抬起大腿，可以锻炼你对腰肌的觉知能力。此外，你可以把手臂放在膝盖上来抗衡这个动作，强化对腰肌的训练。

在以下几页的图中，我们挑选了几个不同体位来独立并活化腰肌，图中特别圈起来的部位正在做等长收缩（肌肉收缩时，肌肉的长度不变）。要看活化腰肌的所有完整体位，请见本书第三部分的"站姿体位"一章。

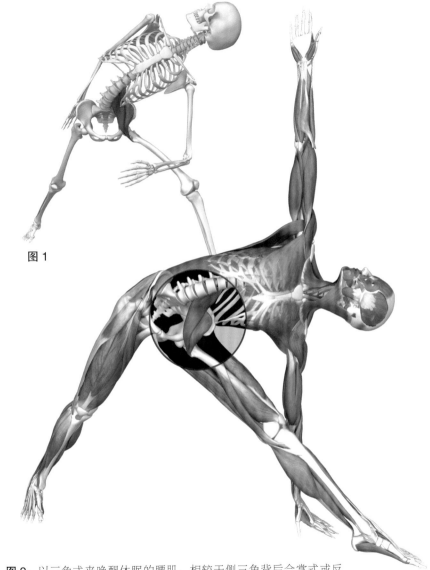

图 1

图 2：以三角式来唤醒休眠的腰肌。相较于侧三角背后合掌式或反转三角式，在三角式中，骨盆是面朝前方的。在三角式中，收缩腰肌可以屈曲前方髋部，使骨盆向前倾，让身体弯向侧边。

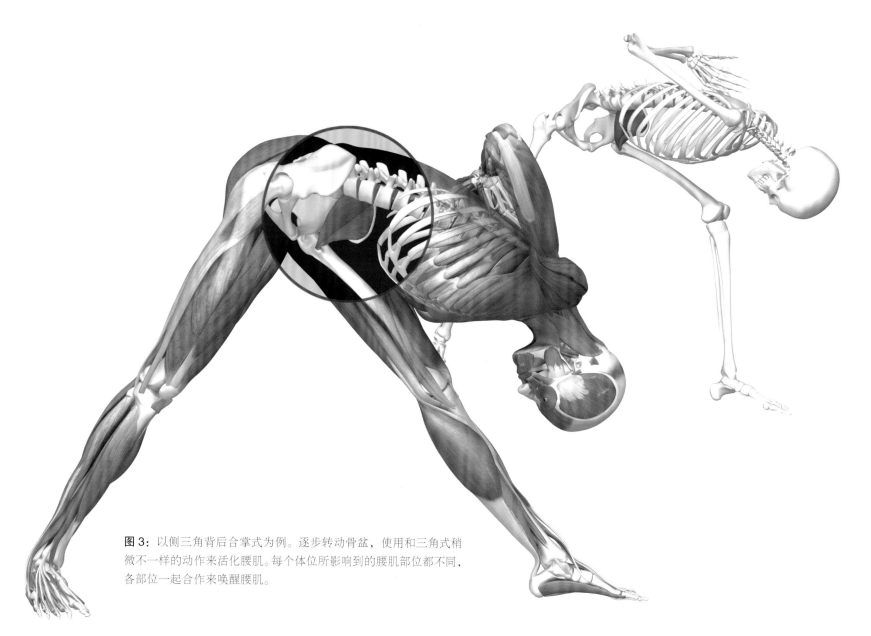

图3：以侧三角背后合掌式为例。逐步转动骨盆，使用和三角式稍微不一样的动作来活化腰肌。每个体位所影响到的腰肌部位都不同，各部位一起合作来唤醒腰肌。

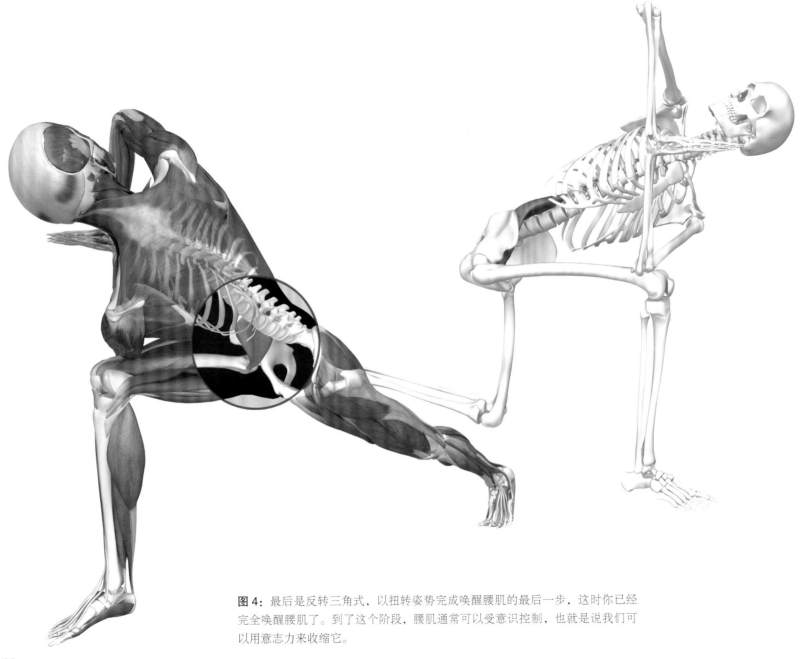

图 4：最后是反转三角式，以扭转姿势完成唤醒腰肌的最后一步，这时你已经完全唤醒腰肌了。到了这个阶段，腰肌通常可以受意识控制，也就是说我们可以用意志力来收缩它。

图 5：以分腿前弯式为例来为唤醒腰肌的整个过程做个总结。这时，腰肌已经能稳定地屈曲髋部，让头部处在低于心脏的位置，进入一个静止休息状态。右图这个手臂平衡的手倒立体位，可用来说明身体的洞察力。

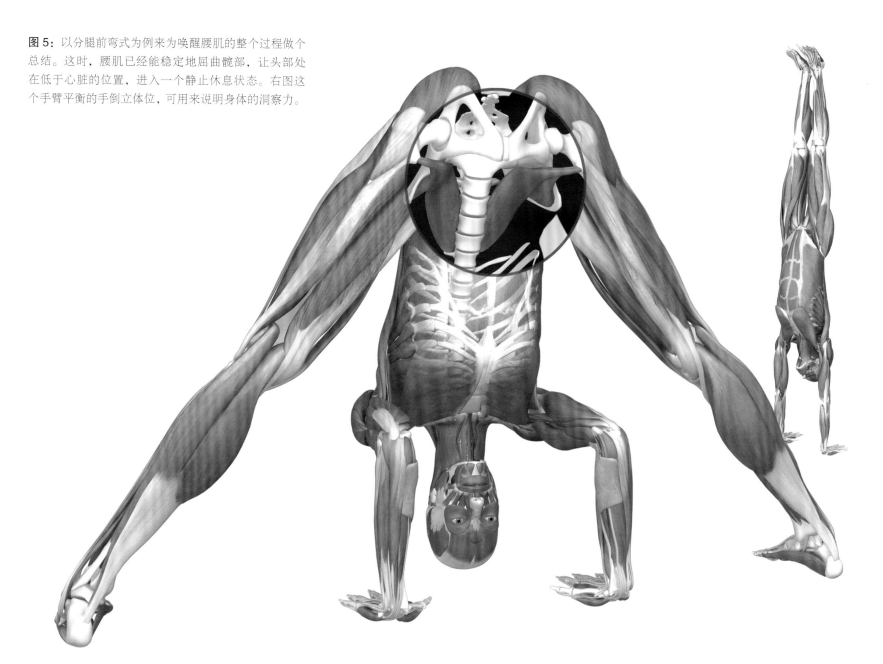

想要有意识地使用肌肉，其实并不困难。比如上一章提到的腰肌，我们就可以将其独立出来，靠着屈曲髋部来启动及活化它。腰肌的等长收缩，可以有效地让它重新受到意志力的控管。

其他肌肉可能隐藏在我们潜意识的更深层，比如组成骨盆腔横膈膜的肌肉，因为它们负责的是更细微的动作，因此更难独立出来。不过，通过征召肌肉的动作可以控制这类肌肉群，培养出它们的觉知能力。靠着收缩来征召肌肉的过程，可以更容易地运用到肌肉群，同时还可以收缩潜藏的肌肉，比如位于骨盆底的肌肉。

许多治疗师在检查深部肌腱反射的整合性时会使用"征召"肌肉的技巧：假设患者的膝反射很弱，治疗师会先让他们双手交握，然后再试着拉开双手，然后再轻轻敲击患者的髌腱。这样做可让股四头肌快速伸展，刺激肌梭受器，让中枢神经下令股四头肌收缩。同时敲打髌骨并拉开双手，这会增加股四头肌的收缩强度。

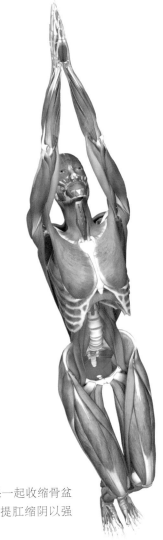

图 1：收缩肱二头肌使双掌并合在一起，如果一起收缩骨盆底的肌肉，可以让根部锁印（Mula Bandha，提肛缩阴以强化骨盆底的肌肉）收效更大。

Bandha，在梵语中是"锁印"或"收束"的意思。在练习这种收束能量的方法时，我们会收缩特定的肌群来"锁住"身体。正统的能量收束法有三种，分别是根部锁印、脐锁法（Udyana Bandha，收缩腹部肌群）以及扣胸锁印（Jalandhara Bandha，咽喉收束法）。根部锁印要收缩骨盆底的肌肉来提高并加强骨盆器官，并使第一及第二脉轮发光。

征召肌肉的技巧，对唤醒会阴与骨盆横膈膜等比较难收缩的肌肉特别有效，需要这些肌肉共同作用才能做好根部锁印。事实上，在每个瑜伽姿势中，都可以在收缩容易使唤的肌群时结合收缩会阴的动作，这就是大家熟知的凯格尔运动（Kegel maneuver）②。在练习力量式时，可将双手压在一起，同时收缩骨盆底肌肉。你会注意到根部锁印的力量变得更强大。从图1与图2中，可以看到力量式与圣哲马里奇第三式的收缩步骤。

② 凯格尔运动又称"骨盆底肌肉运动"。1948年，凯格尔医师（Arnold Kegel）提出论文，通过锻炼耻骨与尾骨的肌肉群来增加尿道阻力，用于辅助治疗尿失禁等问题。

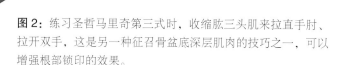

图2：练习圣哲马里奇第三式时，收缩肱三头肌来拉直手肘、拉开双手，这是另一种征召骨盆底深层肌肉的技巧之一，可以增强根部锁印的效果。

一则小故事：
十只公牛的醒悟之道

"十只公牛"是佛教的一则寓言故事，刚好可以用来说明唤醒休眠肌肉潜能的步骤。这个故事通常用图画来呈现，内容讲的是学生寻找、发现并整合自我的过程。我们可以看到公牛就是学生要寻找的智慧，到了故事最后，公牛消失了，但是智慧留了下来，成为了学生自己的东西。

学习瑜伽也会有相似的经历，瑜伽是牛轭，将我们和公牛（智慧）相联结。哈达瑜伽会重新唤醒身体的觉知，并重新建立心智与身体的联结。这则十只公牛的寓言，就是唤醒肌肉步骤的隐喻。

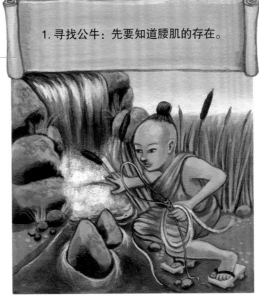

1. 寻找公牛：先要知道腰肌的存在。

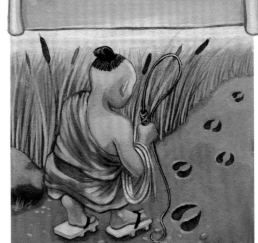

2. 找到公牛脚印：了解腰肌的功能。

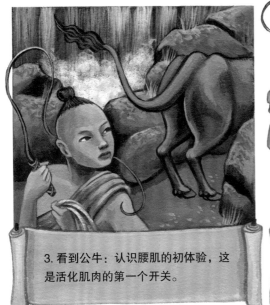

3. 看到公牛：认识腰肌的初体验，这是活化肌肉的第一个开关。

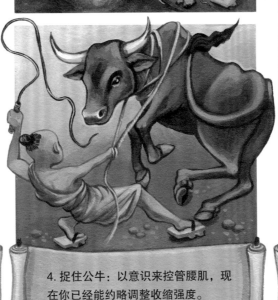

4. 捉住公牛：以意识来控管腰肌，现在你已经能约略调整收缩强度。

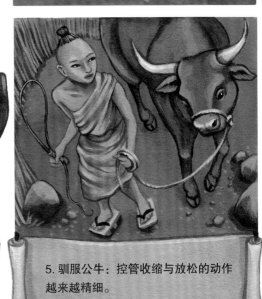

5. 驯服公牛：控管收缩与放松的动作越来越精细。

6. 骑乘公牛：现在你能够以意识来启动腰肌，这是培养"身体洞察力"的开始。

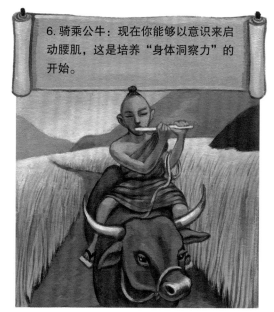

7. 超越公牛：任何时候有需要，腰肌都会自动启动，如你所需，不多不少。这就是身体的洞察力。

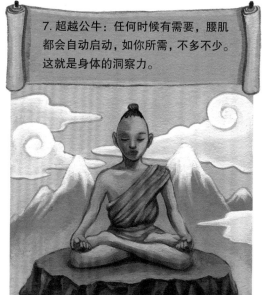

8. 超越公牛与自我：整合、休养、联结、卧息。

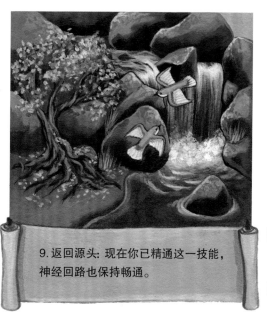

9. 返回源头：现在你已精通这一技能，神经回路也保持畅通。

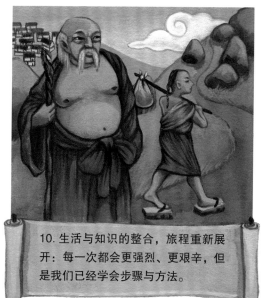

10. 生活与知识的整合，旅程重新展开：每一次都会更强烈、更艰辛，但是我们已经学会步骤与方法。

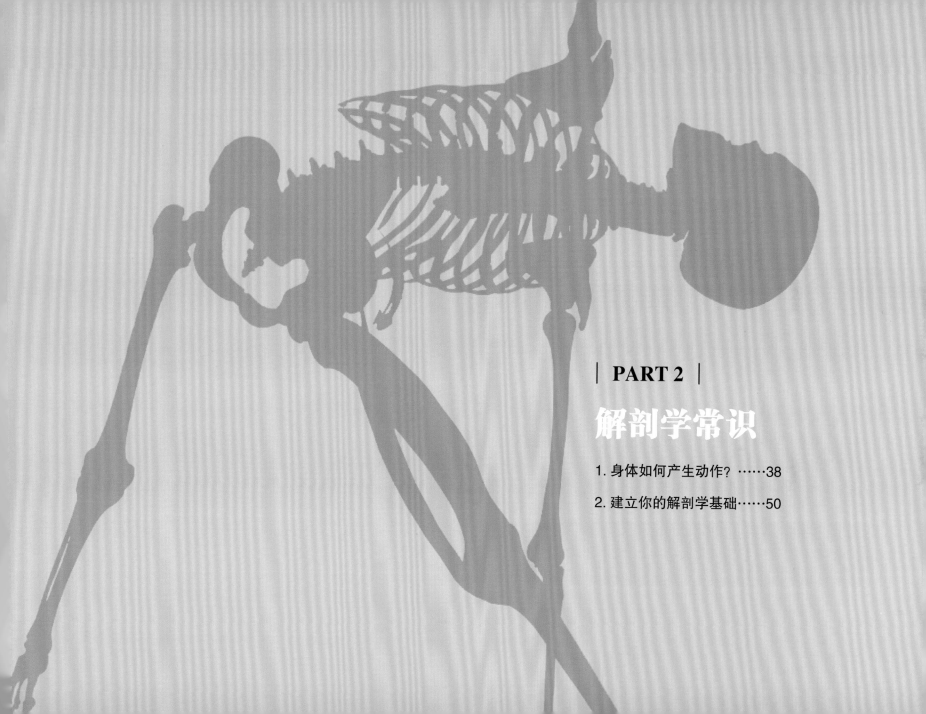

| PART 2 |

解剖学常识

1 身体如何产生动作?

肌肉骨骼系统的一举一动，都会牵涉到不同关节、施力方向及各个切面的动作。认识肌肉骨骼系统的基本动作，在分析瑜伽体位的形式与功能时会很有帮助。

身体三个平面的六大基本动作

冠状面：又称额状面，指将人体分成前后两半。在这个剖面上，动作分为内收和外展，内收动作是朝身体中线的方向移动，而外展就是往身体中线的反方向移动。

矢状面：又称纵切面，指将人体分成左右两半。在这个剖面上，动作分为屈曲和伸展，屈曲通常是往前弯（但膝盖向后弯）；而伸展都是往后方移动。

水平面：又称横切面，指将人体分成上下两半。这个剖面上的动作称为旋转，分为内旋（朝向身体中线的方向）或外旋（远离身体中线）。

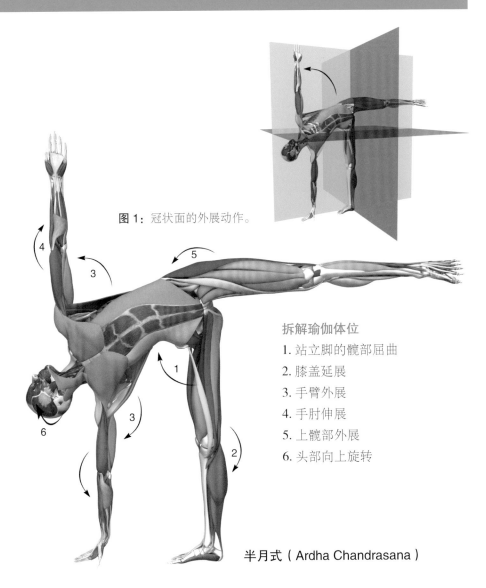

图1：冠状面的外展动作。

> **六个基本动作**：我们身体的所有动作，都是由屈曲、伸展、内收、外展、内旋及外旋这六大基本动作组合而成的。

拆解瑜伽体位
1. 站立脚的髋部屈曲
2. 膝盖延展
3. 手臂外展
4. 手肘伸展
5. 上髋部外展
6. 头部向上旋转

半月式（Ardha Chandrasana）

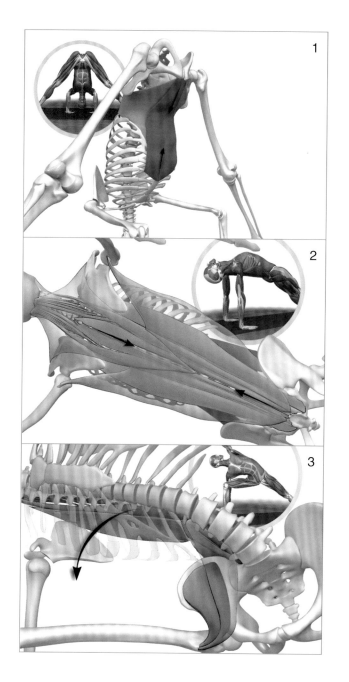

躯干

屈曲躯干（见图1）

躯干往前屈曲或下弯时需要用到的腹部肌肉有：

- **腹直肌**：从肋骨前方往下延伸到耻骨骨盆处，呈宽扁状。
- **腹斜肌**：腹斜肌包括腹内斜肌和腹外斜肌，位于腹部两侧，肌纤维从肋骨侧面斜走于骨盆处的髂骨。
- **腹横肌**：包覆腹部的最内层肌肉，起于下肋骨，止于骨盆。

伸展躯干（见图2）

伸展或拱起背部时需要用到的肌肉有：

- **腰方肌**：位于深层的两束方形肌肉，沿着腰椎分布，从骨盆后方顶端连到腰椎上方。
- **竖脊肌**：带状肌群，纵走于背部，与脊柱平行。
- **背阔肌**：占了背部浅层肌肉三分之二面积的大块扁平肌肉，从骨盆后方连到上臂骨（肱骨）后方。
- **斜方肌**：由两片宽三角形的肌肉所组成，从腰椎顶端往上包覆肩胛骨，一直延伸到后颈部，分成上、中、下三块。

侧弯躯干（见图3）

躯干往侧面弯曲时需要用到的肌肉有：

- **腰肌**：包括髂肌与腰大肌，从腰椎与骨盆内侧，一直延伸到大腿骨（股骨）上方内侧。
- **腰方肌**：深层的两束方形肌肉，沿着腰椎分布，从骨盆后方顶端连到腰椎上方。
- **竖脊肌（背部单侧）**：脊柱后方的长条形肌肉，纵走于背部。

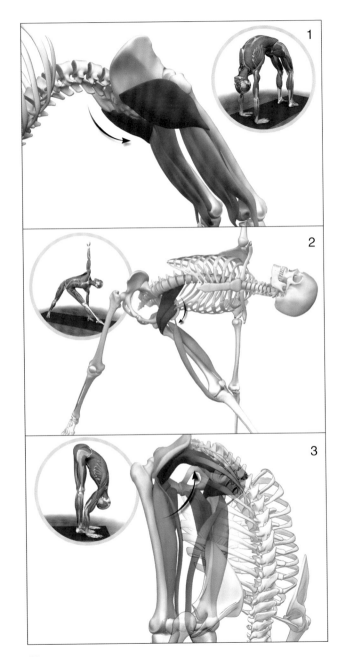

骨盆

骨盆后倾（见图1）

骨盆后倾时所使用的肌肉有：

- **臀大肌**：臀部的大块肌肉，起于骨盆后方，止于大腿骨（股骨）外侧。这束肌肉的另一边附着在大腿外侧的髂胫束（从髋关节到膝盖一条很厚的纤维性韧带）。
- **腘旁肌群**：这是位于大腿后侧的管状肌肉束，包括半腱肌、半膜肌、股二头肌，从骨盆后方的坐骨结节延伸到小腿骨（胫骨与腓骨）顶端。

骨盆前倾（见图2）

骨盆前倾时所使用的肌肉有：

- **腰肌**：包含髂肌与腰大肌，从腰椎与骨盆内侧一直延伸到大腿骨（股骨）上方内侧。
- **股直肌**：长形的管状肌肉，是股四头肌的一部分，起于骨盆前方，延伸到膝盖骨。
- **缝匠肌**：窄长形的带状肌肉，横跨大腿骨前方，从骨盆前方延伸到膝盖内侧。

髋关节

屈曲髋关节（见图3）

髋关节上弯至躯干前方时所需要的肌肉有：

- **腰肌**：包含髂肌与腰大肌，从腰椎与骨盆内侧一直延伸到大腿骨（股骨）上方内侧。
- **股直肌**：长形的管状肌肉，是股四头肌的一部分，起于骨盆前方，延伸到膝盖骨。
- **缝匠肌**：窄长形的带状肌肉，横跨大腿骨前方，从骨盆前方延伸到膝盖内侧。
- **耻骨肌**：扁平的带状肌肉，从骨盆前方一直延伸到大腿骨内侧。
- **内收长肌与内收短肌**：窄长而扁平的肌肉，从骨盆前方延伸到股骨内侧。

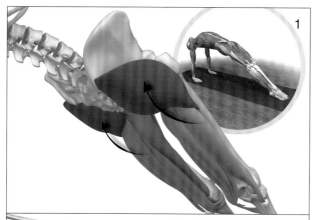

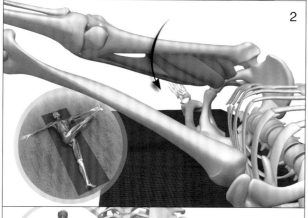

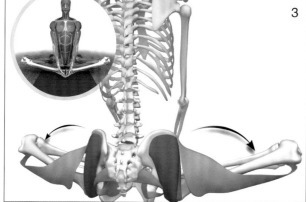

延展髋关节（见图1）

延展髋关节、打开骨盆前方时需要用到的肌肉有：

- **臀大肌**：臀部的大块肌肉，起于骨盆后方，止于大腿骨（股骨）外侧。这束肌肉的另一边附着在大腿外侧的髂胫束（从髋关节到膝盖一条很厚的纤维性韧带）。
- **腘旁肌群**：这是位于大腿后侧的管状肌肉束，包括半腱肌、半膜肌、股二头肌，从骨盆后方的坐骨结节延伸到小腿骨（胫骨与腓骨）顶端。

内收——将大腿拉往身体中线（见图2）

内收大腿时需要用到的肌肉有：

- **内收肌群**：从骨盆前面下端部位延伸到股骨内侧的三束肌肉。从骨盆前到后，依次为内收长肌、内收短肌及内收大肌。
- **耻骨肌**：扁平的带状肌肉，从骨盆前方延伸到大腿骨内侧。
- **股薄肌**：扁平的带状肌肉，从骨盆前面下端部位延伸到小腿内侧。

外展——将大腿拉离身体中线（见图3）

外展大腿时需要用到的肌肉有：

- **臀中肌与臀小肌**：位于臀部侧面，从骨盆侧边一直延伸到大腿骨外侧的股骨大转子（接近股骨顶端，在关节外侧可以摸到的突出骨头）。
- **阔筋膜张肌**：长条形的带状肌腱，沿着骨盆侧边分布，止于小腿骨（胫骨）的前方。
- **梨状肌**：呈金字塔形状的小束肌肉，从骨盆内侧一直往下延伸到股骨外侧顶端，止端位于股骨大转子内侧。
- **闭孔内肌**：窄管形的肌肉，从骨盆内侧一直延伸到股骨外侧上方，止端位于股骨大转子。

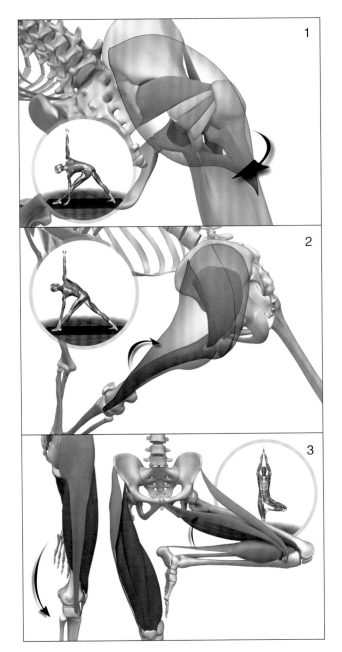

外旋——大腿向外转动（见图1）

大腿向外转动时需要用到的肌肉有：

- **臀大肌**：臀部的大块肌肉，起于骨盆后方，止于大腿骨（股骨）外侧。这束肌肉的另一边附着在大腿外侧的髂胫束（从髋关节到膝盖一条很厚的纤维性韧带）。
- **内收大肌**：内收肌群中最大的一束肌肉，起于骨盆后方下端接近坐骨结节的位置，止于股骨内侧接近膝盖的部位。
- **深层的外旋肌群**：包括梨状肌、闭孔肌、孖肌与股方肌。这些肌肉起于臀部深层，止于股骨上方。
- **缝匠肌**：窄长形的带状肌肉，横跨大腿骨前方，从骨盆前方延伸到膝盖内侧。

内旋——大腿向内转动（见图2）

大腿向内转动时需要用到的肌肉有：

- **阔筋膜张肌**：长条形的带状肌腱，沿着骨盆侧边分布，止于小腿骨（胫骨）的前方。
- **臀中肌**：臀部侧面肌肉，从骨盆侧边延伸到股骨外侧的股骨大转子（接近股骨顶端，在关节外侧可以摸到的突出骨头）。

膝盖

延展——伸直脚（见图3的右脚）

延展或伸直膝盖需要使用到的肌肉有：

- **股四头肌**：大腿骨前侧的一组肌肉，包括四部分：其中三头起于股骨，另外一头起于骨盆，一起往下延伸到膝盖骨。
- **阔筋膜张肌**：长条形的带状肌腱，沿着骨盆侧边分布，止于小腿骨（胫骨）的前方。

屈曲——弯曲脚（见图3的左脚）

屈曲或是弯曲膝盖时需要用到的肌肉有：

- **腘旁肌群**：这是位于大腿后侧的管状肌肉束，包括半腱肌、半膜肌、股二头肌，从骨盆

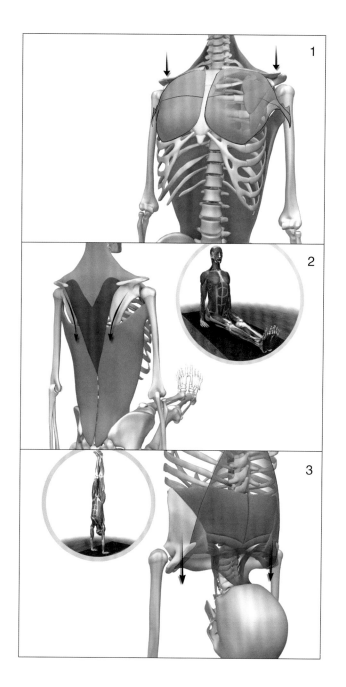

后方的坐骨结节延伸到小腿骨（胫骨与腓骨）顶端。

- **缝匠肌**：窄长形的带状肌肉，横跨大腿骨前方，从骨盆前方延伸到膝盖内侧。
- **腓肠肌**：形成小腿肚最大的一束肌肉。

肩胛带（由锁骨和肩胛骨组成）

将肩膀拉离颈部（肩胛骨下压，见图1）

位于胸部前方的肌肉将肩胛骨往下拉，其中包括：

- **胸大肌位于胸骨的部分**：胸大肌是胸部前方宽扁状的肌肉，从胸部中间的胸骨一直延伸到肱骨上方内侧，可细分为上、中、下三部分。
- **胸小肌**：带状的小束肌肉，位于胸大肌下方，从上肋骨延伸到喙突（位于肩胛骨前面，如鸟嘴形状的突出骨头）。

将肩膀拉离颈部（肩胛骨下压，见图2）

下压肩胛骨时用到的背部肌肉有：

- **背阔肌**：扁平的大块肌肉，从骨盆后面与下背部一直延伸到上臂（肱骨）。
- **下斜方肌**：斜方肌是一块不规则的四角形肌肉，起于腰椎顶端，横跨过肩胛骨到后颈部，分成上、中、下三块。

肩胛带上举（见图3）

抬升肩胛带时用到的肌肉有：

- **上斜方肌**：斜方肌是一块不规则的四角形肌肉，起于腰椎顶端，横跨过肩胛骨到后颈部，分成上、中、下三块。
- **肩胛提肌**：一组管状的肌肉，从肩胛骨顶端斜走至颈部上面四块颈椎骨的侧边。
- **菱形肌**：两束扁平状的肌肉，分别为大菱形肌与小菱形肌，从肩胛骨内侧边缘延伸到身体中线的脊椎。

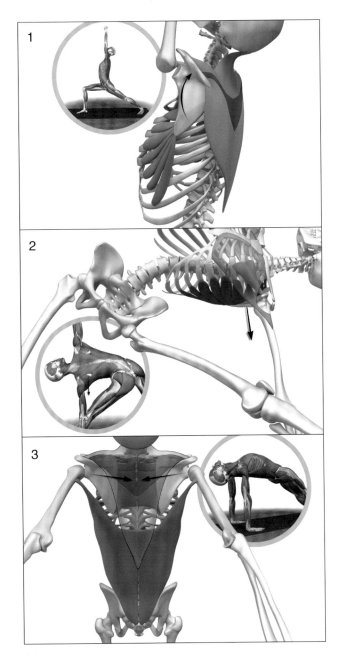

肩胛骨上旋（见图 1）

肩胛骨向上转动时需要用到的肌肉有：

- **前锯肌**：扁平的长束肌群，从肩胛骨中间边缘的内侧表面一直延伸到前面的肋骨。
- **上斜方肌与中斜方肌**：斜方肌是一块不规则的四角形肌肉，起于腰椎顶端，横跨过肩胛骨到后颈部，分成上、中、下三块。

肩胛前引或外展——肩胛骨拉离身体中线（见图 2）

将肩胛骨拉离身体中线时需要用到的肌肉有：

- **前锯肌**：扁平的长束肌群，从肩胛骨中间边缘的内侧表面一直延伸到前面的肋骨。
- **胸大肌**：胸大肌是胸部前方宽扁状的肌肉，从胸部中间的胸骨一直延伸到肱骨上方内侧，可细分为上、中、下三部分。
- **胸小肌**：带状的小束肌肉，位于胸大肌下方，从上肋骨延伸到喙突（位于肩胛骨前面，如鸟嘴形状的突出骨头）。

肩胛后缩或内收——肩胛骨拉向背部中线（见图 3）

将肩胛骨往背部中线拉近时需要用到的肌肉有：

- **菱形肌**：两束扁平状的肌肉，分别为大菱形肌与小菱形肌，从肩胛骨内侧边缘延伸到身体中线的脊椎。
- **中斜方肌**：斜方肌是一块不规则的四角形肌肉，起于腰椎顶端，横跨过肩胛骨到后颈部，分成上、中、下三块。
- **背阔肌**：扁平的大块肌肉，从骨盆后面与下背部一直延伸到上臂（肱骨）。

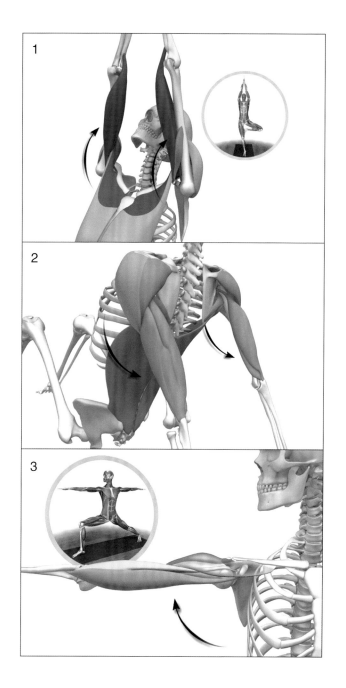

肩膀与上臂

屈曲——手臂高举过头（见图1）

屈曲手臂时需要用到的肌肉有：

- **前三角肌**：三角肌是覆盖肩膀的大块肌肉，从肩胛骨与锁骨顶端延伸到肱骨外侧，可分为锁骨部（前束）、肩峰部（中束）及肩胛部（后束）三个部分。
- **肱二头肌**：上臂前方的大块肌肉。
- **胸大肌（胸锁部位）**：胸大肌是胸部前方宽扁状的肌肉，从胸部中间的胸骨一直延伸到肱骨上方内侧，可细分为上、中、下三部分。

伸展——手臂向后伸展（见图2）

手臂向后伸展时需要用到的肌肉有：

- **肱三头肌（长头）**：上臂后方的大块肌肉，共有三个头。长头起于肩臼窝的下缘，止于尺骨（前臂骨）的鹰嘴突。
- **背阔肌**：扁平的大块肌肉，从骨盆后与下背部下方一直延伸到上臂（肱骨）。
- **后三角肌**：三角肌是覆盖肩膀的大块肌肉，从肩胛骨与锁骨顶端延伸到肱骨外侧，可分为锁骨部（前束）、肩峰部（中束）及肩胛部（后束）三个部分。

外展——手臂拉离身体中线（见图3）

外展手臂时需要用到的肌肉有：

- **侧三角肌**：三角肌是覆盖肩膀的大块肌肉，从肩胛骨与锁骨顶端延伸到肱骨外侧，可分为锁骨部（前束）、肩峰部（中束）及肩胛部（后束）三个部分，分别称为前三角肌、侧三角肌与后三角肌。
- **肱二头肌长头**：肱二头肌是上臂前方的大块肌肉，肌肉一端分裂为长头与短头。长头起于肩盂顶端，短头起于肩胛骨的喙突。两头结合后，一起止于前臂的桡骨。
- **棘上肌**：起于肩胛骨的棘上凹槽，从肩胛骨上方脊椎的方向往肱骨头的方向延伸，可以使上臂外展。

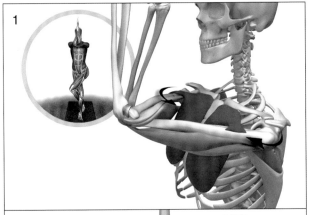

内收——将手臂拉向身体中线（见图1）

内收手臂时需要用到的肌肉有：

- **胸大肌：** 胸大肌是胸部前方宽扁状的肌肉，从胸部中间的胸骨一直延伸到肱骨上方内侧，可细分为上、中、下三部分。
- **大圆肌：** 狭窄的带状肌肉，从肩胛骨下缘延伸到肱骨。
- **背阔肌：** 扁平的大块肌肉，从骨盆后面与下背部一直延伸到上臂（肱骨）。
- **肱三头肌长头：** 肱三头肌是上臂后面的大块肌肉，共有三个头，长头起于肩臼窝的下缘，中间与外侧两头起自肱骨，三头一起止于前臂的尺骨。

外旋——手臂向外转动（见图2）

上臂（肱骨）向外转动时需要用到的肌肉有：

- **后三角肌：** 三角肌是覆盖肩膀的大块肌肉，从肩胛骨与锁骨顶端延伸到肱骨外侧，可分为锁骨部（前束）、肩峰部（中束）及肩胛部（后束）三个部分，分别称为前三角肌、侧三角肌与后三角肌。
- **棘下肌：** 起于肩胛骨的棘下凹槽，从肩胛骨下方脊椎方向往肱骨头方向延伸，收缩时会产生肩关节外旋动作。
- **小圆肌：** 狭窄的小肌肉，从肩胛骨下方外侧边缘延伸到肱骨头，止端位于棘下肌下方。

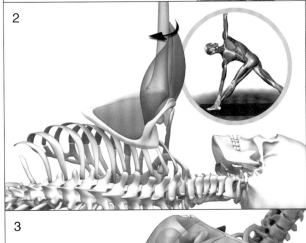

内旋——手臂向内转动（见图3）

手臂向内转动时需要用到的肌肉有：

- **胸大肌（胸锁部位）：** 胸大肌是胸部前方宽扁状的肌肉，从胸部中间的胸骨一直延伸到肱骨上方内侧，可细分为上、中、下三部分。
- **前三角肌：** 三角肌是覆盖肩膀的大块肌肉，从肩胛骨与锁骨顶端延伸到肱骨外侧，可分为锁骨部（前束）、肩峰部（中束）及肩胛部（后束）三个部分，分别称为前三角肌、侧三角肌与后三角肌。
- **肩胛下肌：** 扁平的扇形肌肉，起于肩胛骨前表面，延伸到肩关节前方，附着在肱骨小结节上，收缩时会产生肩关节内旋动作。
- **背阔肌：** 扁平的大块肌肉，从骨盆后面与下背部一直延伸到上臂（肱骨）。
- **大圆肌：** 狭窄的带状肌肉，从肩胛骨下缘处延伸到肱骨。

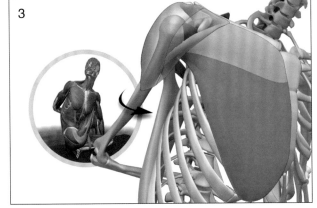

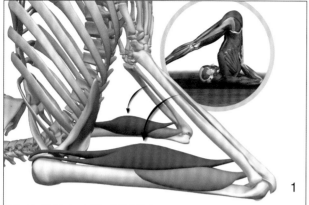

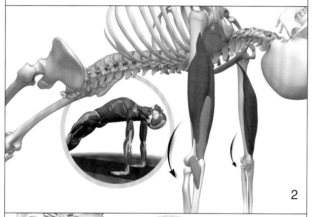

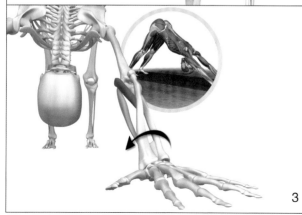

手肘

屈曲手肘（见图1）

屈曲手肘时需要用到的肌肉有：

- **肱二头肌**：肱二头肌是上臂前方的大块肌肉，肌肉一端分裂为长头与短头。长头起于肩盂顶端，短头起于肩胛骨的喙突。两头结合后，一起止于前臂的桡骨。
- **肱肌**：位于肱二头肌下方，肱骨前面的手肘上方，起于肱骨，止于前臂的尺骨处。

伸展（伸直）手肘（见图2）

伸展手肘时需要用到的肌肉有：

- **肱三头肌**：这是上臂后面的大块肌肉，共有三头，长头起于肩臼窝的下缘，中间与外侧两头起自肱骨，三头一起止于前臂的尺骨。
- **肘肌**：手肘外侧的小束肌肉，起于手肘的外髁后面，止于前臂尺骨。

前臂

前臂内旋——掌心朝下转动（见图3）

前臂内旋时需要用到的肌肉有：

- **旋前圆肌**：扁平的带状肌肉，起于手肘内侧的肱骨，止于前臂的桡骨轴。
- **旋前方肌**：扁平的一块方形肌肉，连接前臂的桡骨与尺骨。

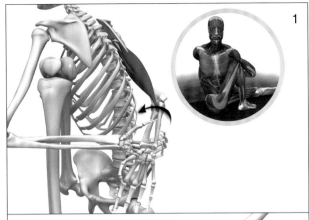

前臂旋后——掌心朝上转动（见图1）

掌心向上转时需要用到的肌肉有：

- **肱二头肌**：这是上臂前方的大块肌肉，肌肉一端分裂为长头与短头。长头起于肩盂顶端，短头起于肩胛骨的喙突。两头结合后，一起止于前臂的桡骨。
- **旋后肌**：位于前臂外侧的薄片状肌肉，起于手肘与尺骨处的肱骨外表面，止端包覆着前臂的桡骨。

脚踝

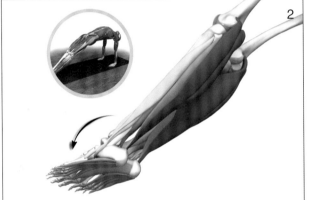

跖屈——脚掌向下压（见图2）

跖屈是把脚及小腿拉直的动作，即俗称的踮脚尖，做这一动作时需要用到的肌肉有：

- **腓肠肌**：双头的大块肌肉，起于股骨后方，止端通过阿基里斯腱附着在脚后跟（跟骨）上。
- **比目鱼肌**：位于腓肠肌下面的厚实肌肉，起于胫骨，止端通过阿基里斯腱附着在跟骨上。
- **腓骨长肌与腓骨短肌**：长肌及短肌都是管状的长薄片肌肉，起于腓骨侧边，分别止于足部外侧与脚底。
- **胫骨后肌**：起于胫骨后方的深层肌肉，包覆在脚踝内侧，止于脚底。
- **屈拇长肌**：起于腓骨后方的深层肌肉，包覆在脚踝内侧，止于大脚趾底部。

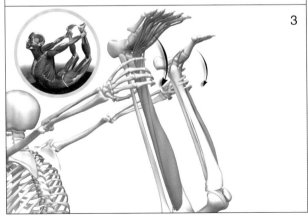

背屈——将脚背拉向胫骨（见图3）

做把脚背向小腿拉近的动作（把脚往上勾）时需要用到的肌肉有：

- **胫前肌**：扁平的长形肌肉，起于胫骨前方，止于脚部内侧表面。
- **伸拇长肌**：管状的小肌肉，位于胫前骨肌下面，起于腓骨，止于大脚趾顶端。
- **伸趾长肌**：长而薄的肌肉，起于胫骨外侧，止于脚趾顶端。

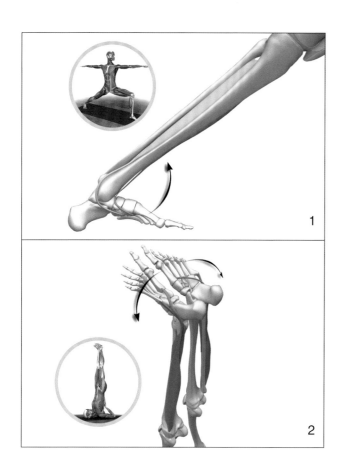

内翻——脚内倾（见图1）

脚底板向内翻转成内侧缘向上时，需要用到的肌肉有：

· **胫骨前肌**：扁平的长形肌肉，起于胫骨前方，止于脚部内侧表面。

· **胫骨后肌**：起自胫骨后方的深层肌肉，包覆于脚踝内侧，止于脚底。

外翻——脚外倾（见图2）

做脚底板向外翻转的动作时（像鸭子走路状），需要用到的肌肉有：

· **腓骨长肌与腓骨短肌**：长肌及短肌都是管状的长薄片肌肉，起于腓骨侧边，分别止于脚部外侧与脚底。

2 建立你的解剖学基础

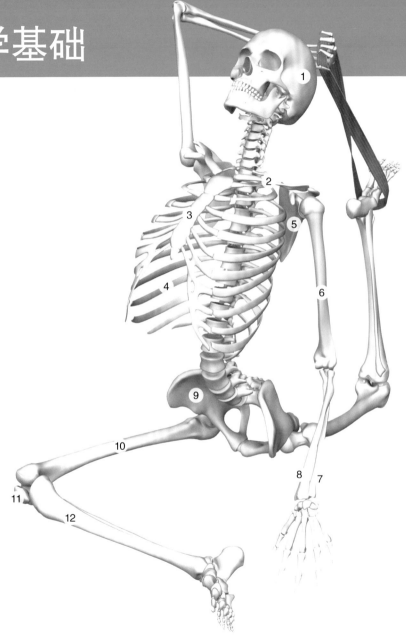

1 头骨

2 锁骨

3 胸骨

4 胸腔

5 肩胛骨

6 肱骨

7 尺骨

8 桡骨

9 髂嵴

10 股骨

11 髌骨

12 胫骨

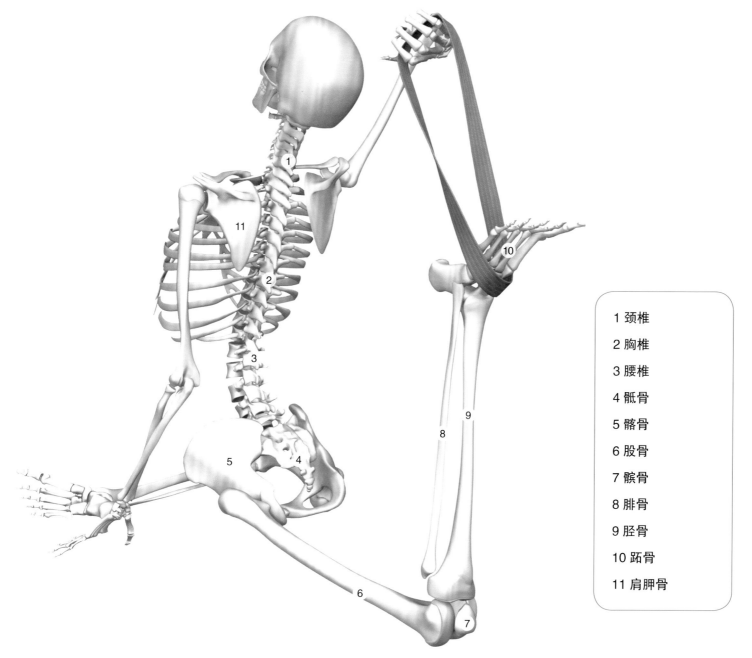

1 颈椎

2 胸椎

3 腰椎

4 骶骨

5 髂骨

6 股骨

7 髌骨

8 腓骨

9 胫骨

10 跖骨

11 肩胛骨

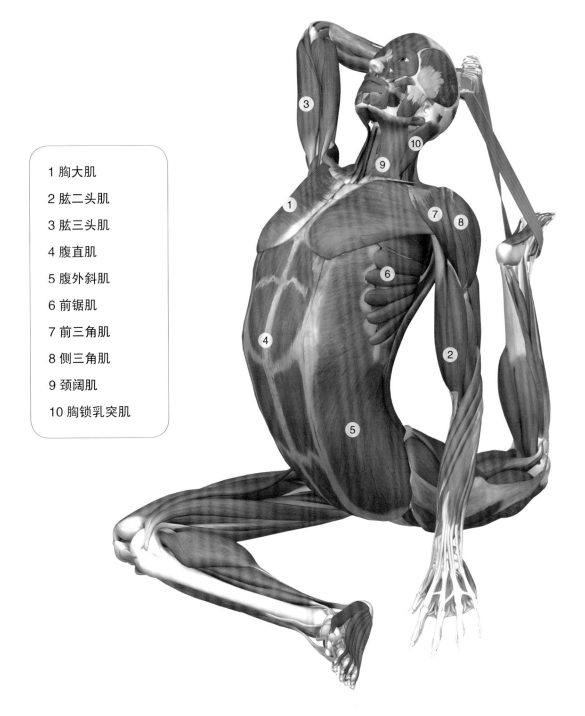

1 胸大肌

2 肱二头肌

3 肱三头肌

4 腹直肌

5 腹外斜肌

6 前锯肌

7 前三角肌

8 侧三角肌

9 颈阔肌

10 胸锁乳突肌

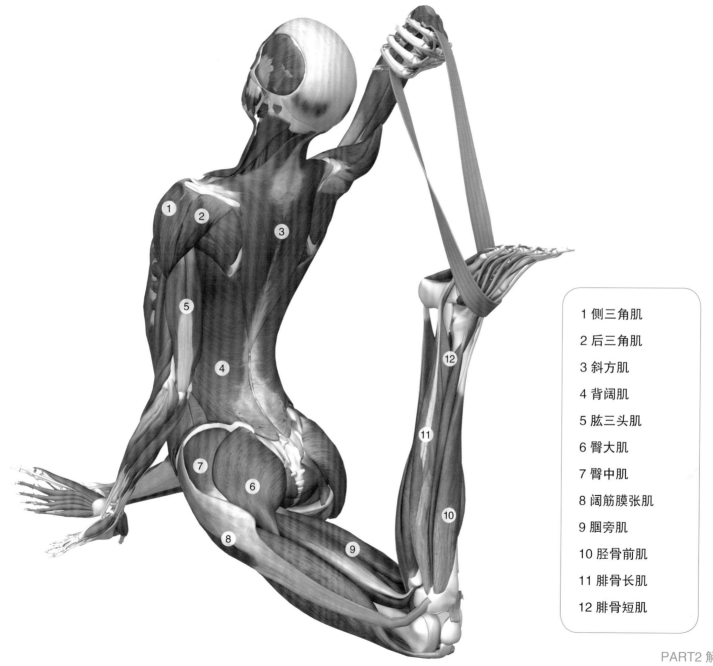

1 侧三角肌

2 后三角肌

3 斜方肌

4 背阔肌

5 肱三头肌

6 臀大肌

7 臀中肌

8 阔筋膜张肌

9 腘旁肌

10 胫骨前肌

11 腓骨长肌

12 腓骨短肌

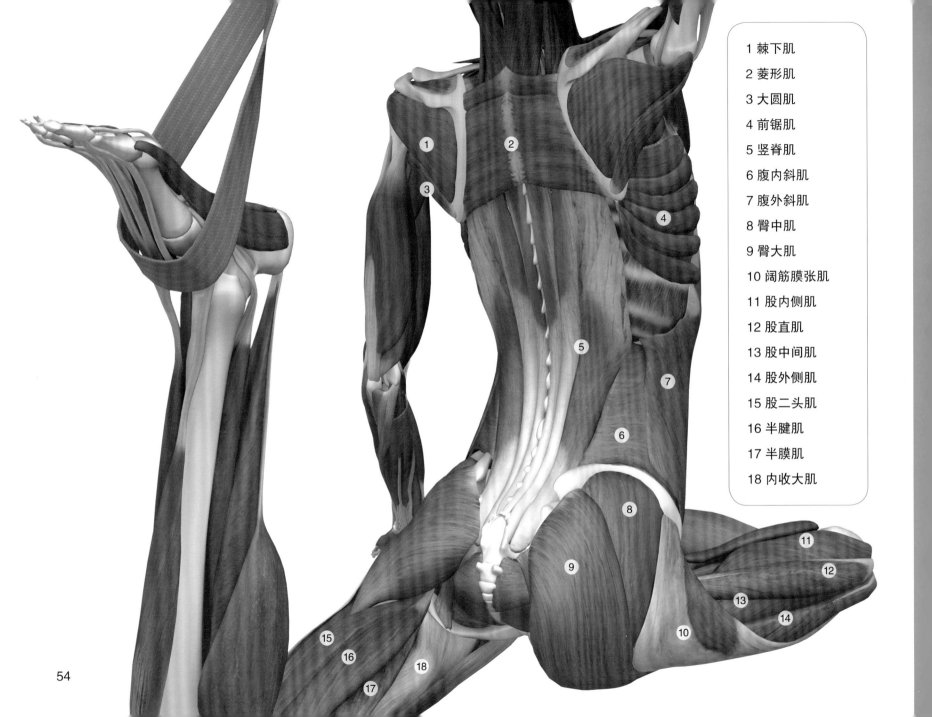

1 棘下肌
2 菱形肌
3 大圆肌
4 前锯肌
5 竖脊肌
6 腹内斜肌
7 腹外斜肌
8 臀中肌
9 臀大肌
10 阔筋膜张肌
11 股内侧肌
12 股直肌
13 股中间肌
14 股外侧肌
15 股二头肌
16 半腱肌
17 半膜肌
18 内收大肌

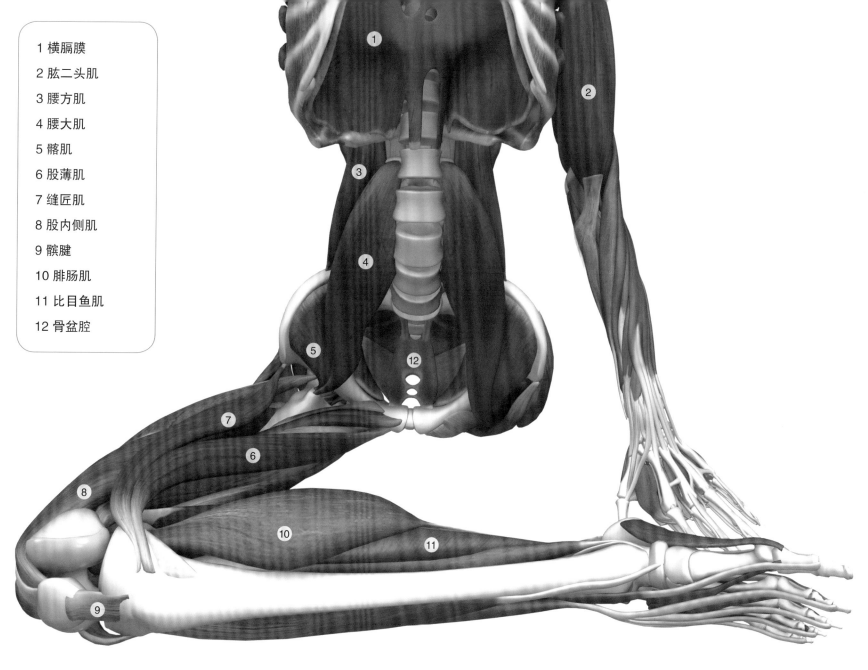

1 横膈膜

2 肱二头肌

3 腰方肌

4 腰大肌

5 髂肌

6 股薄肌

7 缝匠肌

8 股内侧肌

9 髌腱

10 腓肠肌

11 比目鱼肌

12 骨盆腔

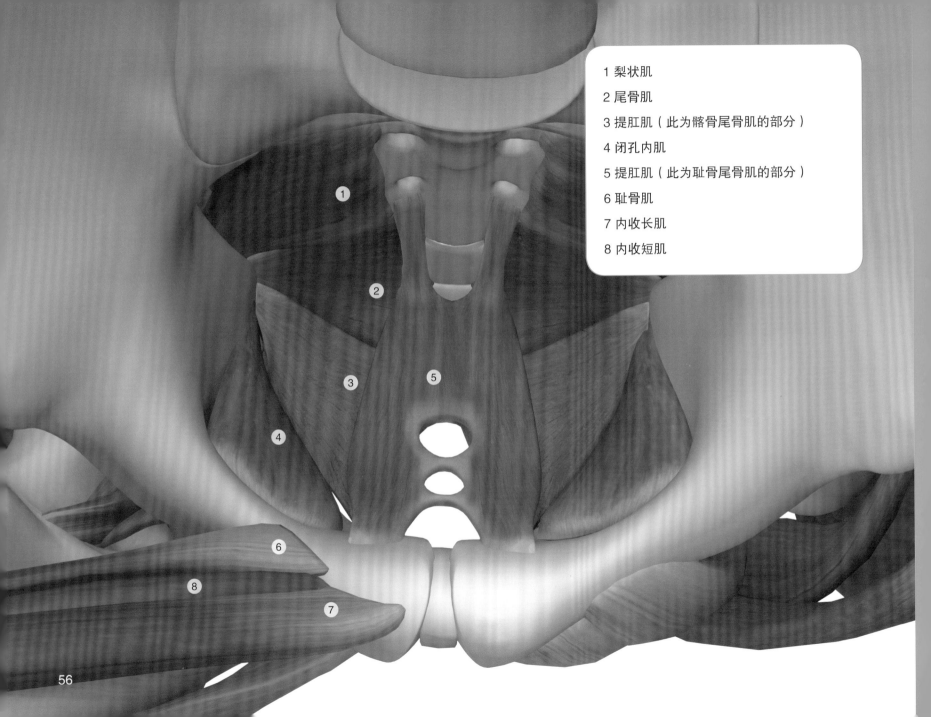

1 梨状肌

2 尾骨肌

3 提肛肌（此为髂骨尾骨肌的部分）

4 闭孔内肌

5 提肛肌（此为耻骨尾骨肌的部分）

6 耻骨肌

7 内收长肌

8 内收短肌

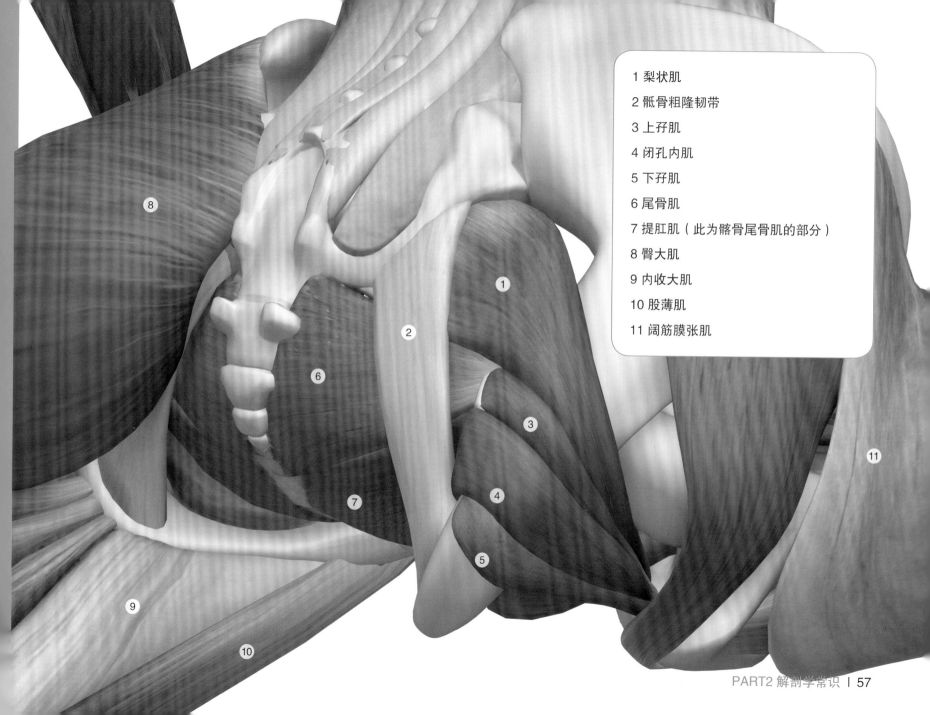

1 梨状肌

2 骶骨粗隆韧带

3 上孖肌

4 闭孔内肌

5 下孖肌

6 尾骨肌

7 提肛肌（此为髂骨尾骨肌的部分）

8 臀大肌

9 内收大肌

10 股薄肌

11 阔筋膜张肌

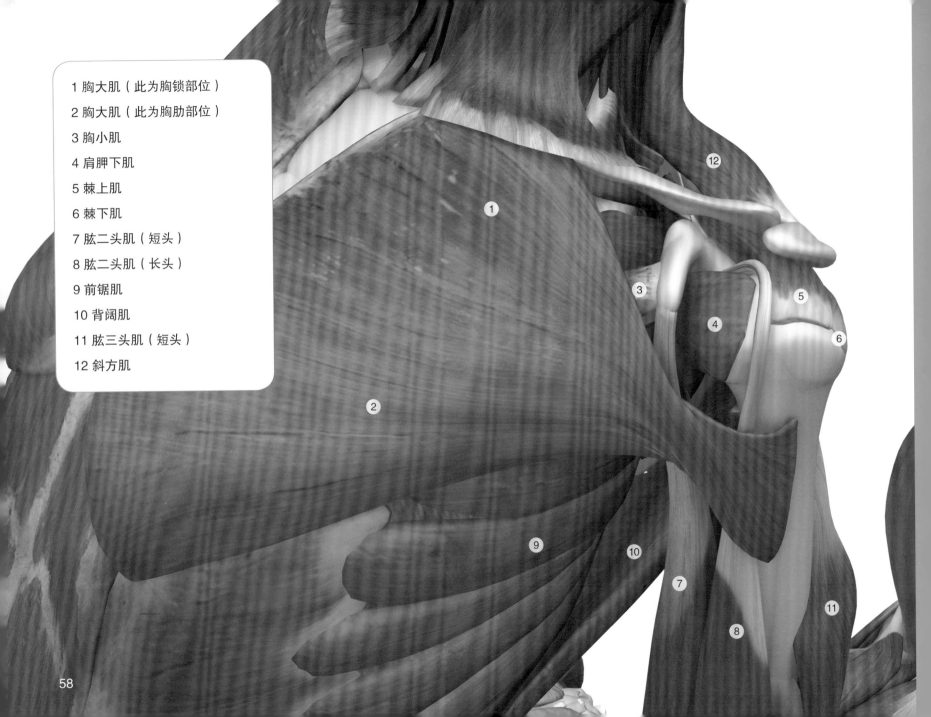

1 胸大肌（此为胸锁部位）

2 胸大肌（此为胸肋部位）

3 胸小肌

4 肩胛下肌

5 棘上肌

6 棘下肌

7 肱二头肌（短头）

8 肱二头肌（长头）

9 前锯肌

10 背阔肌

11 肱三头肌（短头）

12 斜方肌

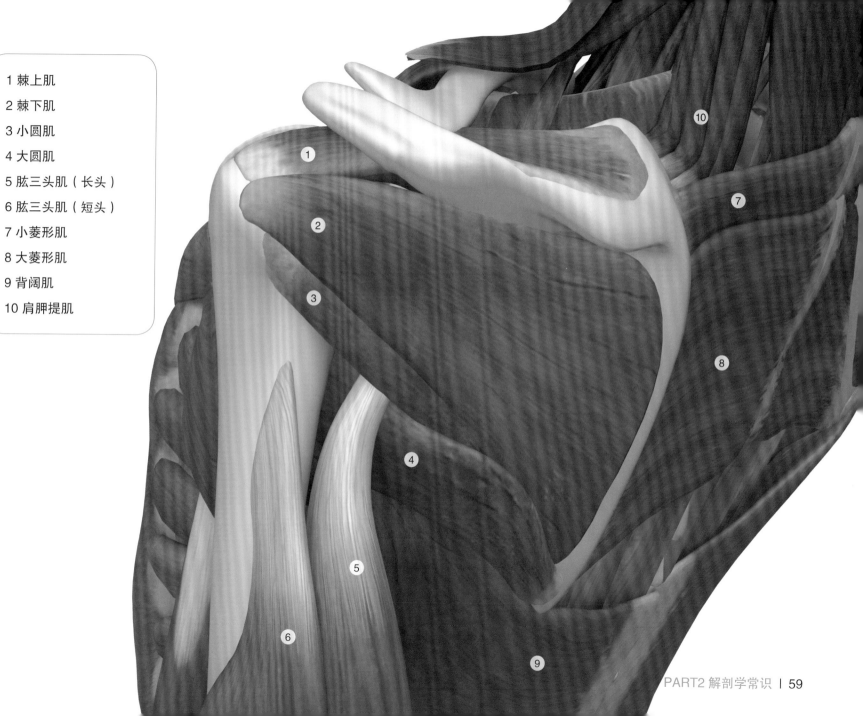

1 棘上肌

2 棘下肌

3 小圆肌

4 大圆肌

5 肱三头肌（长头）

6 肱三头肌（短头）

7 小菱形肌

8 大菱形肌

9 背阔肌

10 肩胛提肌

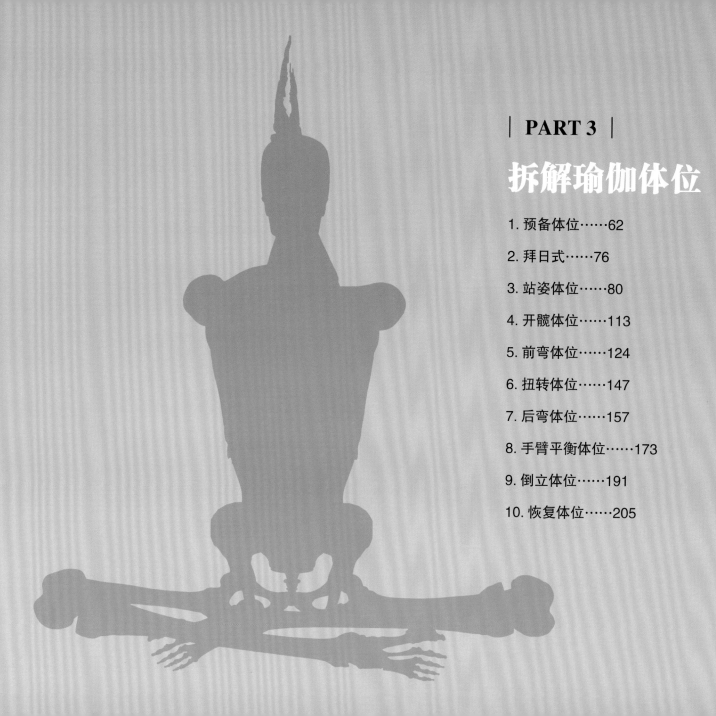

| PART 3 |

拆解瑜伽体位

1 预备体位

不同的预备体位可用于伸展身体的某些特定部位，比如肩膀或髋部，同时可用于集中练习单一的基本动作，比如弯曲肩膀或旋转髋部。练习预备体位，可以增加身体某部位的动作空间，有助于与瑜伽体位结合。

预备体位可以当作一般的伸展动作，用在做任何瑜伽体位之前，或在做瑜伽的过程中也可以加入此动作；也可以将其视为单独的瑜伽体位来练习，例如在鸽王式一的拆解动作中，可以看到前髋部外旋而后髋部延展，两边肩膀向后弯的幅度大过头部等伸展动作（参见图1、图2、图3）。

在下面几页的图中也可以看到几个预备姿势，它们增加了某些身体部位的动作幅度，为鸽王式一做好了准备。此外，本单元中还有其他的预备体位，都将以图文方式一一呈现。

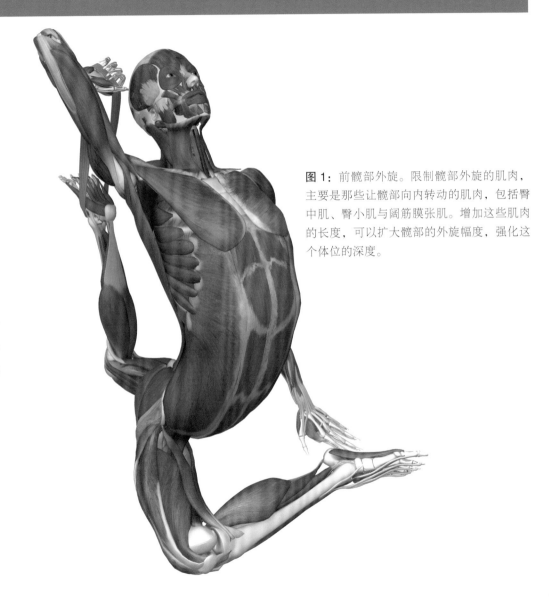

图1：前髋部外旋。限制髋部外旋的肌肉，主要是那些让髋部向内转动的肌肉，包括臀中肌、臀小肌与阔筋膜张肌。增加这些肌肉的长度，可以扩大髋部的外旋幅度，强化这个体位的深度。

图2：髋部后侧延展。限制伸展幅度的肌肉是髋屈肌，包括腰肌、耻骨肌、内收长肌、内收短肌、股直肌及缝匠肌。增加这些肌肉的长度，可以让髋部的伸展更深入。

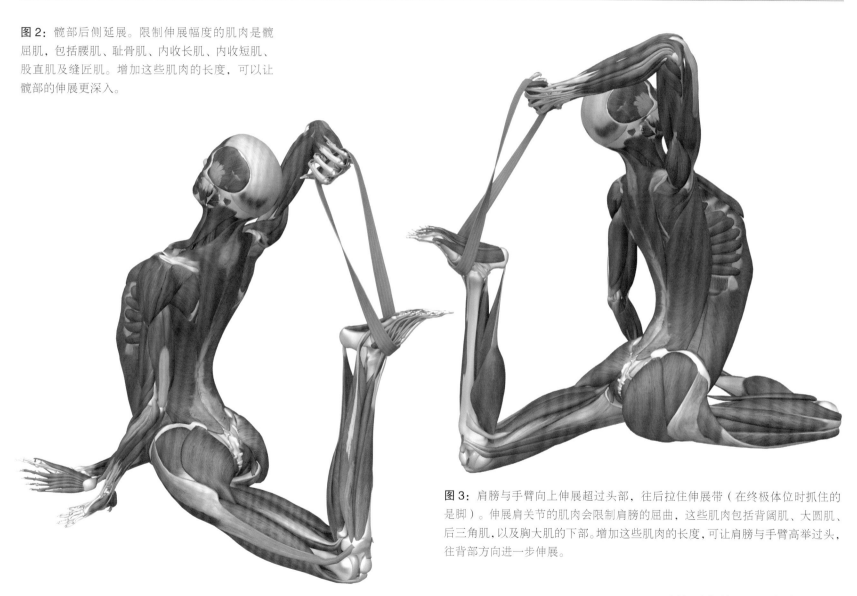

图3：肩膀与手臂向上伸展超过头部，往后拉住伸展带（在终极体位时抓住的是脚）。伸展肩关节的肌肉会限制肩膀的屈曲，这些肌肉包括背阔肌、大圆肌、后三角肌，以及胸大肌的下部。增加这些肌肉的长度，可让肩膀与手臂高举过头，往背部方向进一步伸展。

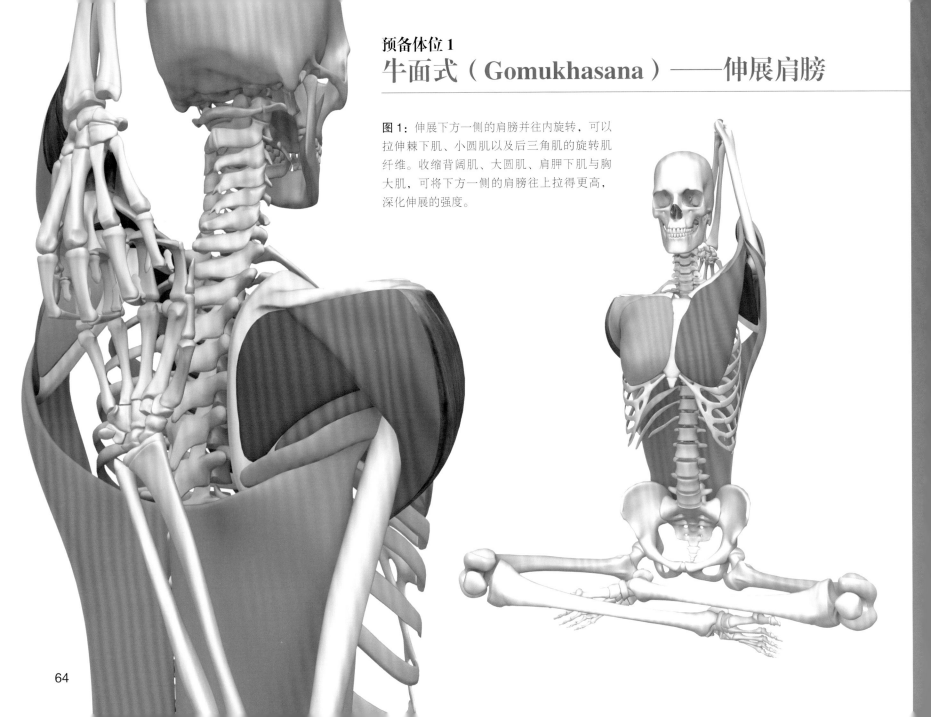

牛面式（Gomukhasana）——伸展肩膀

图1：伸展下方一侧的肩膀并往内旋转，可以拉伸棘下肌、小圆肌以及后三角肌的旋转肌纤维。收缩背阔肌、大圆肌、肩胛下肌与胸大肌，可将下方一侧的肩膀往上拉得更高，深化伸展的强度。

图 2：屈曲上方一侧的肩膀并向外转动（外旋），可以伸展大圆肌、背阔肌、胸大肌及肩胛下肌。收缩棘下肌、小圆肌及前三角肌可将双手拉近，增加伸展强度。建议你试着将双手往两侧拉开几秒钟，通过刺激高尔基腱器，让伸展做起来更容易，双手也可以拉得更近。

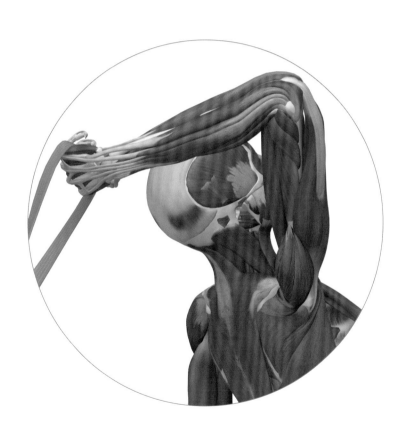

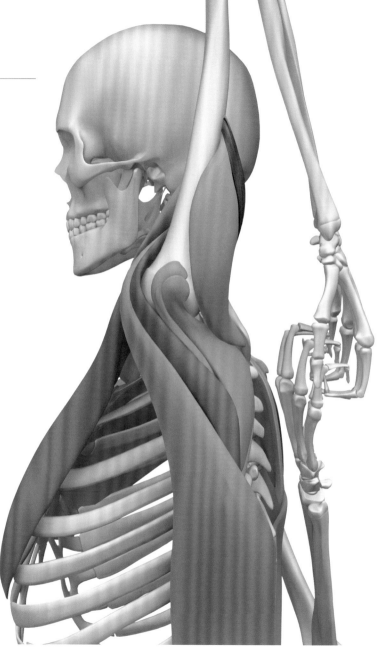

预备体位 2
髋部的内旋与外展

图 1: 髋部屈曲并向外旋转,向身体方向内收,以便伸展阔筋膜张肌、臀中肌及臀大肌的伸肌纤维。收缩下背部肌肉,将骨盆往前拉,弯曲手肘使小腿往胸部靠近。以上这些动作,可以深化伸展的强度。很重要的一点是,全程都要保护两脚的膝关节,让关节在自然状态下扮演枢纽的角色。

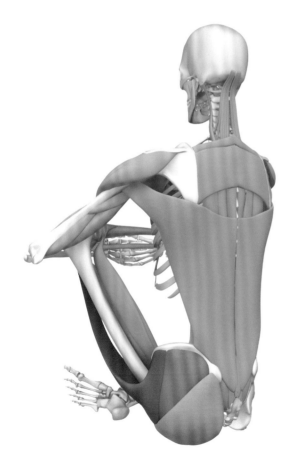

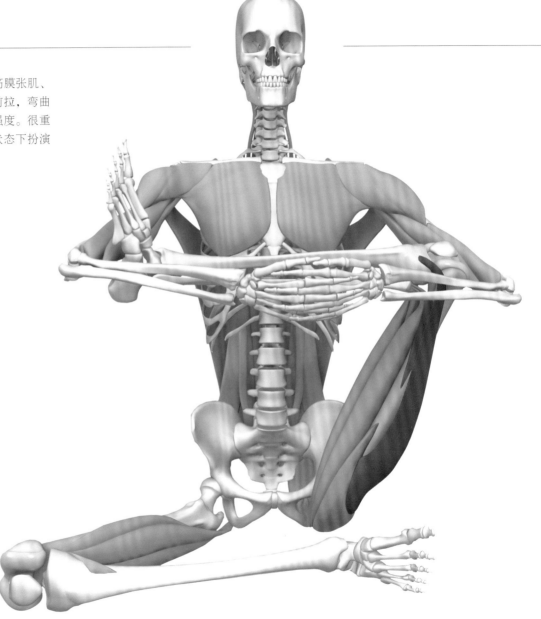

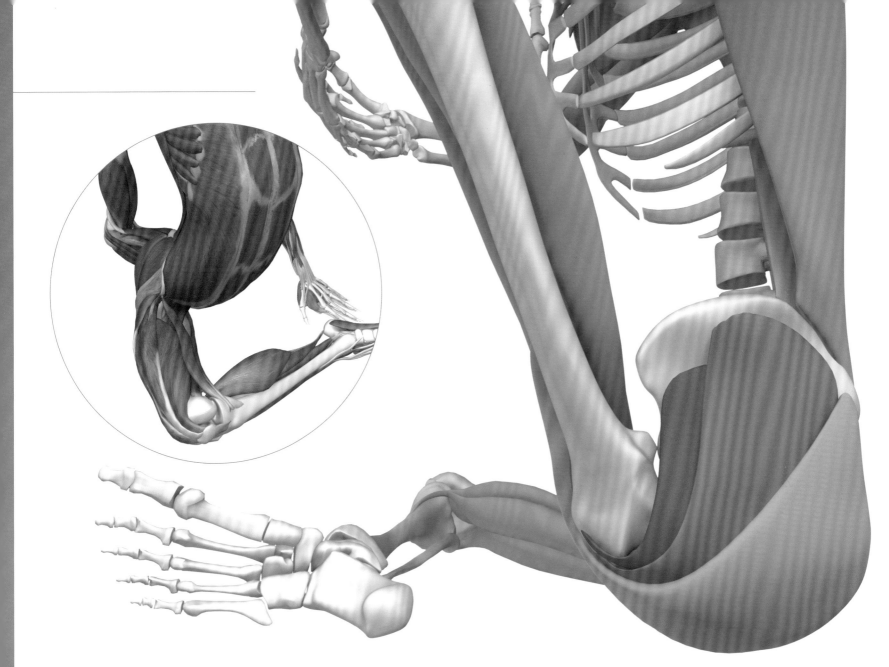

预备体位 3
伸展腰肌与股四头肌

图 1：延展髋部后侧、屈膝，可以伸展腰肌、耻骨肌、股直肌、缝匠肌、内收长肌及内收大肌。收缩大腿后侧的臀肌，可强化髋屈肌的伸展强度。弯曲前腿膝盖、屈曲前侧髋部并将躯干上提，也能加强伸展深度。试着将后脚的膝盖往前脚拉近，维持几秒钟，通过刺激伸展肌肉的高尔基腱器，可让伸展动作做起来更容易。

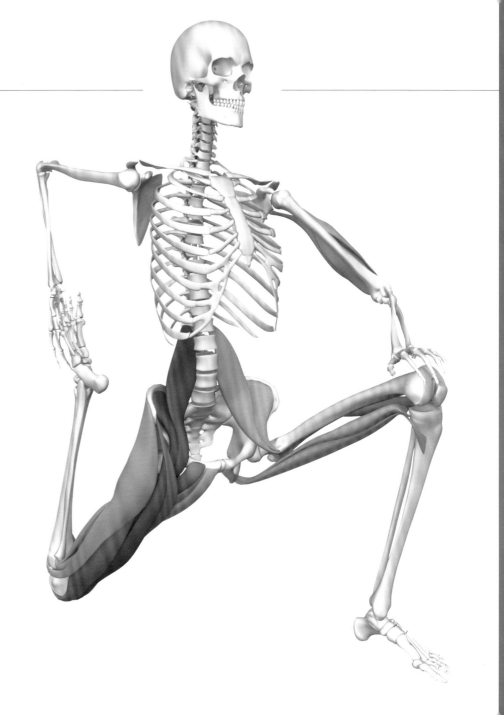

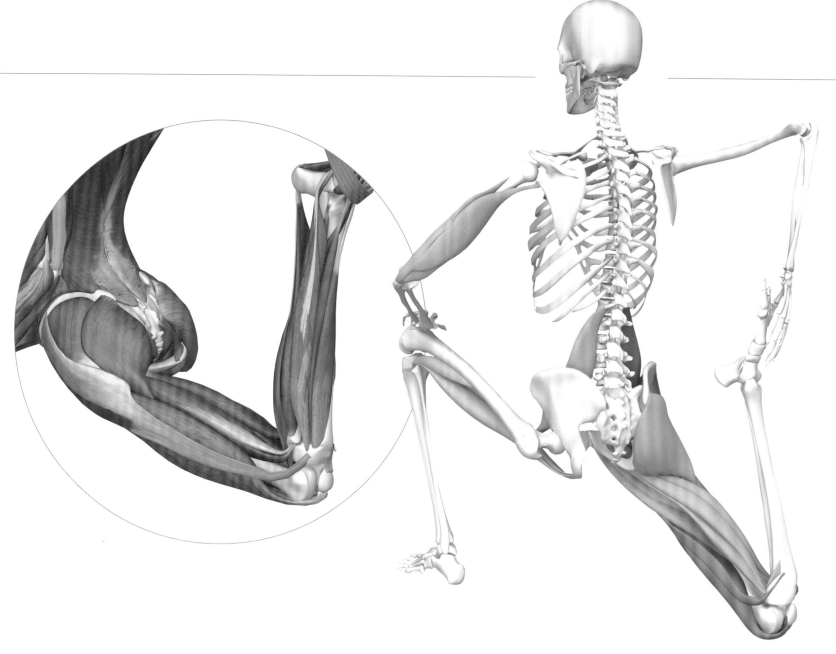

预备体位 4
鹰式（Garudasana）——手臂与肩膀

图1：双手在身体前面交叉，让两边肩膀靠近（内收），可以伸展棘上肌、菱形肌及后三角肌。收缩胸大肌、背阔肌及大圆肌，可以强化伸展的强度。试着让两边的手肘尽量靠近，维持几秒钟的时间，通过刺激伸展肌肉的高尔基腱器有助于这个姿势的伸展。

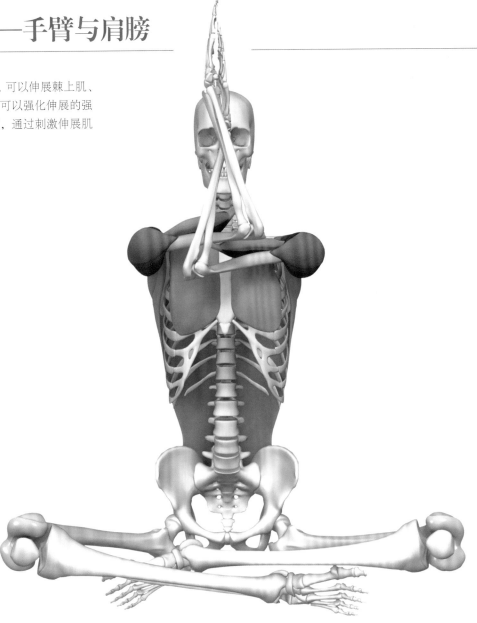

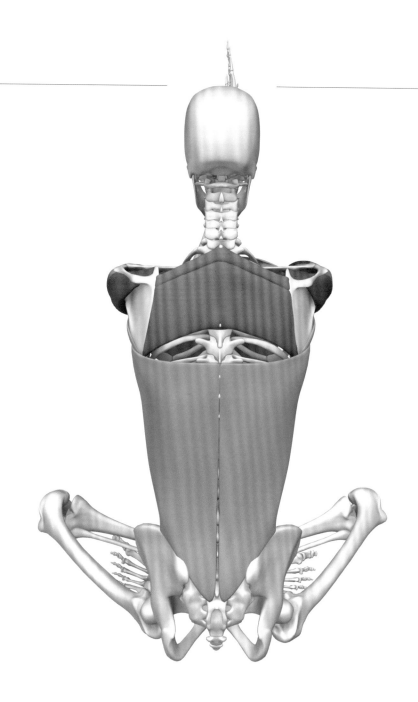

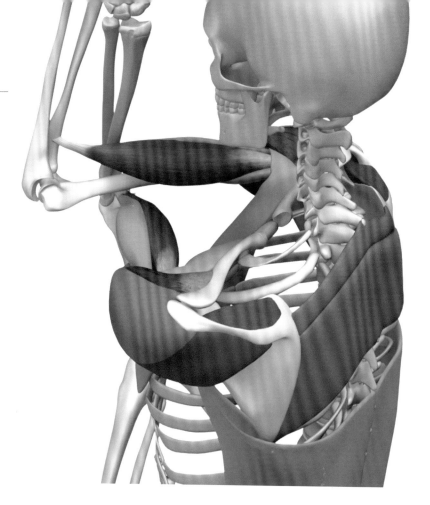

图2：双手在身体前面交叉，让两边肩膀靠近（内收），可以伸展后三角肌、棘上肌及菱形肌。收缩胸大肌、背阔肌和大圆肌，可强化伸展的强度。试着拉近两边的手肘，维持几秒钟的时间，可以刺激伸展肌肉的高尔基腱器来帮助完成伸展。

利用椅子来伸展肩部的伸肌

图1：尽量弯曲两边肩膀，双手抬起越过头部。这个动作有助于伸展肩部的伸肌群，包括背阔肌、后三角肌、大圆肌以及靠近胸骨部位的胸大肌。收缩肱二头肌、前三角肌、腹直肌及腘旁肌，可以强化伸展的强度。两边手肘往椅子方向下压，可以通过刺激伸展肌肉的高尔基腱器来帮助进一步伸展。

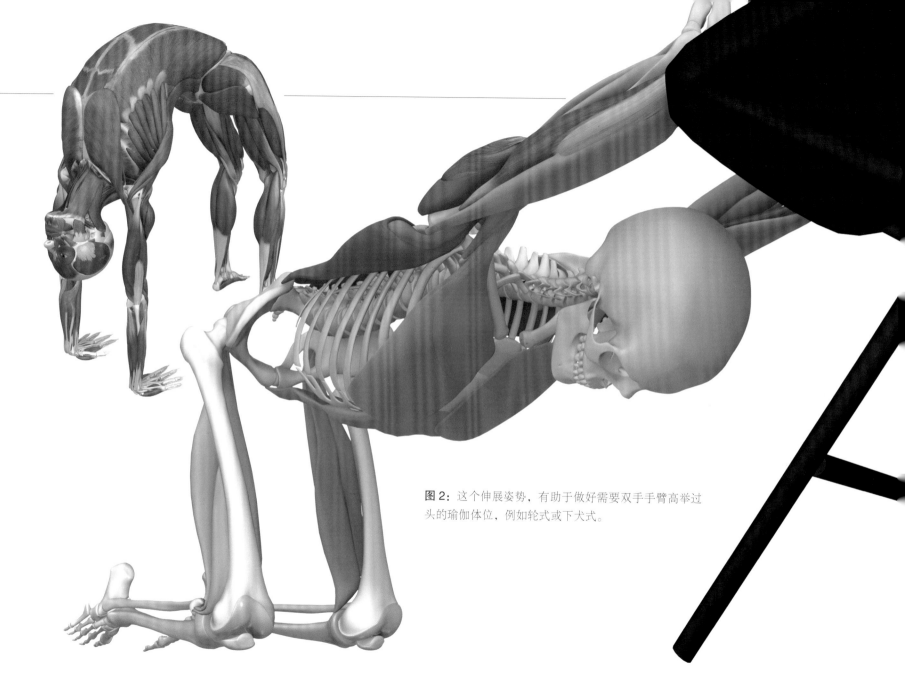

图2：这个伸展姿势，有助于做好需要双手手臂高举过头的瑜伽体位，例如轮式或下犬式。

伸展肩部屈肌

图 1：将肩膀往后拉离身体，以伸展肩膀的屈肌，包括胸大肌、前三角肌及肱二头肌。收缩三头肌、背阔肌、腹直肌、腘旁肌及后三角肌，可以加强这个伸展动作。

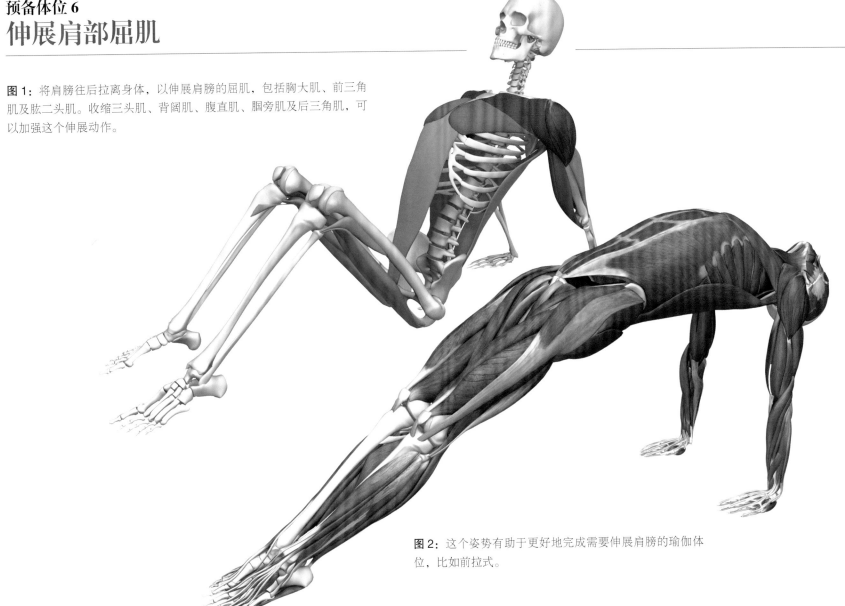

图 2：这个姿势有助于更好地完成需要伸展肩膀的瑜伽体位，比如前拉式。

74

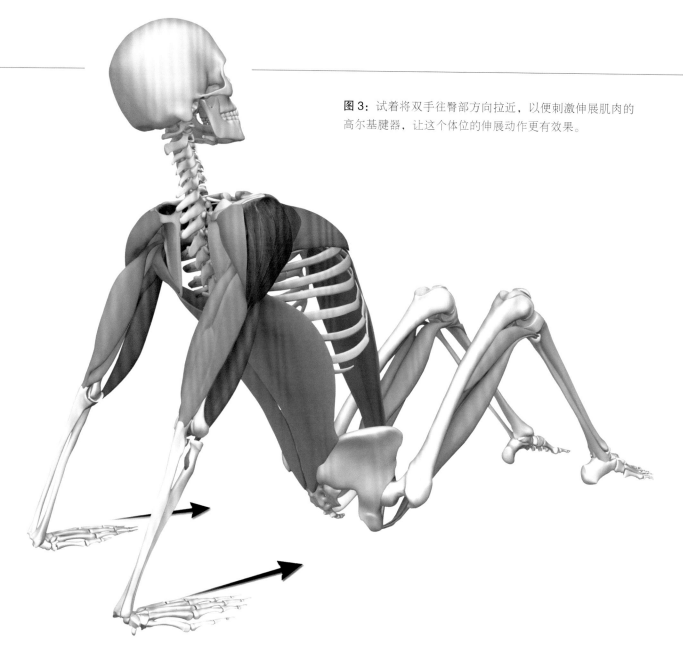

图 3：试着将双手往臀部方向拉近，以便刺激伸展肌肉的高尔基腱器，让这个体位的伸展动作更有效果。

2 拜日式（Surya Namaskar）

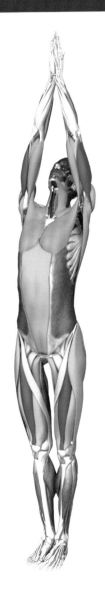

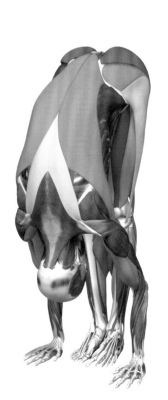

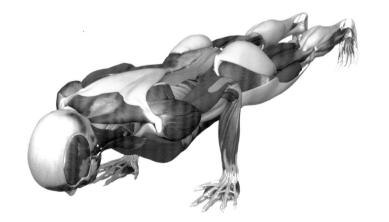

拜日式由一组连续的姿势组合而成，通过不断地练习，每个姿势都可更深入。通常会在练习瑜伽之前先做拜日式，清晨起床后做一遍拜日式可以唤醒身体。因此，拜日式可以看成是所有运动的一种暖身运动。

练习时身体会发热，体温会升高，皮肤表面的血管会扩张。血管扩张及出汗是为了排掉体内的热气，并调节身体的温度。此外，流汗也可以将体内的毒素排出体外。

体温升高会使血液流向肌肉，让肌腱和韧带变得更柔软。在关节腔中循环的关节囊液会将养分带到关节软骨，并排出关节软骨里面的废物。

我们的大脑会根据日常的不同活动来"设定"肌肉长度，坐在椅子上或骑脚踏车的动作会传送信号到大脑，大脑再下令屈曲髋部来设定肌肉长度。持续练习瑜伽可以拉长肌肉长度，改善全身的活动范围，并能让大脑重新设定"新的"肌肉长度。当我们睡觉时，肌肉会缩短，这就是为什么早晨起床时身体会感到僵硬。拜日式就像是身体不同部位的伸展操，通过这类伸展动作可以找回上次练习时大脑重设的肌肉长度。

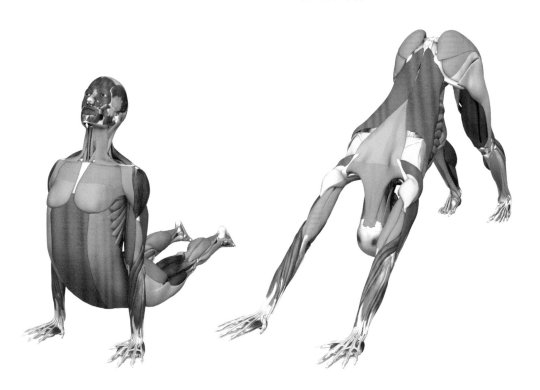
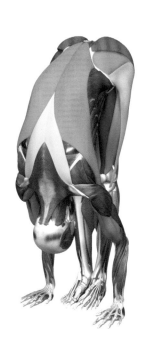
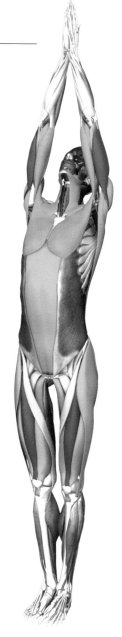

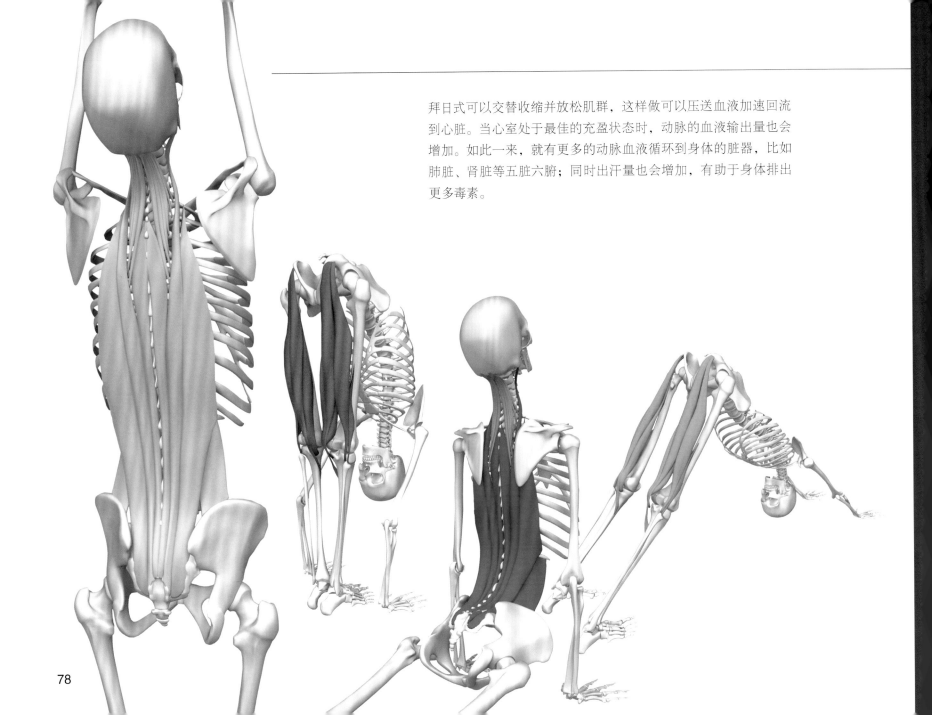

拜日式可以交替收缩并放松肌群，这样做可以压送血液加速回流到心脏。当心室处于最佳的充盈状态时，动脉的血液输出量也会增加。如此一来，就有更多的动脉血液循环到身体的脏器，比如肺脏、肾脏等五脏六腑；同时出汗量也会增加，有助于身体排出更多毒素。

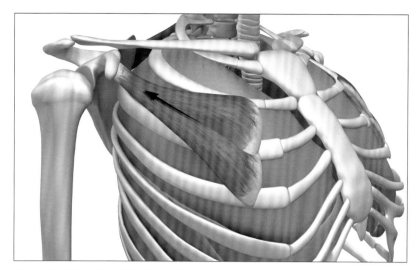

图1：胸小肌收缩，将胸廓往上抬高。

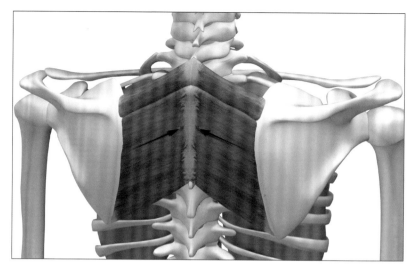

图2：菱形肌收缩，两边肩膀往中间靠拢。

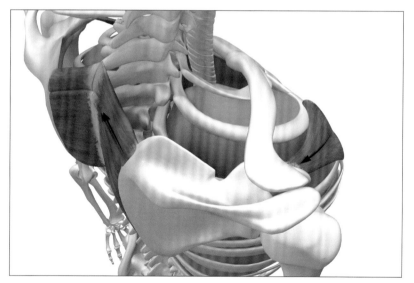

图3：胸小肌和菱形肌一起运作，可以扩展胸廓。

呼吸辅助肌

将呼吸与身体动作结合在一起，是学习瑜伽的一个基本方法。横膈膜和呼吸辅助肌可以让空气进出肺部，通过呼吸动作能将氧气带进血液、排出二氧化碳。此外，呼吸频率和呼吸深度也能帮助调节身体组织的酸碱值。咽是呼吸的通道，呼吸的流动受到咽部声门的控制，当我们用力呼吸时，声门会张开至最大的位置；关闭部分声门则可增加空气涡流，让更多的空气接触充血的鼻黏膜从而变得温暖。

呼吸是身体最原始的功能，它受到大脑的原始区块所控管。我们可以靠专注于呼吸并将呼吸与瑜伽动作结合，来联结这个作用强大的大脑区块。

本页图显示的是，如何使用呼吸辅助肌来扩展胸廓。这个技巧称为"水桶提把"（bucket handle）[①]，可让两边肋骨外张而扩展胸廓。

① 同时收缩菱形肌和胸小肌，可创造"水桶提把"的呼吸效应（就像提水桶时，一提起把手，水桶会往外形成一个圆弧状）。胸腔里有 12 对肋骨，一般呼吸时，会略略提起这 12 对肋骨。深吸气时，肋骨会被往上往前提起而扩大胸腔，当胸腔的空间变大，我们就能吸饱空气。

3 站姿体位

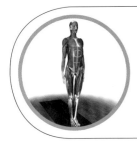
山式
Tadasana
见 82 页

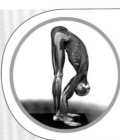
站立前弯式
Uttanasana
见 84 页

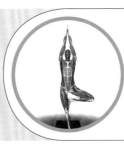
树式
Vrksasana
见 86 页

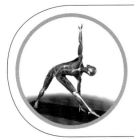
延伸三角式
Utthita Trikonasana
见 88 页

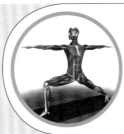
勇士式第二式
Virabhadrasana II
见 90 页

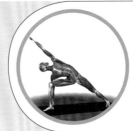
侧弓三角式
Utthita Parsvakonasana
见 92 页

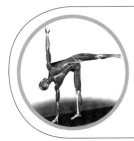
半月式
Ardha Chandrasana
见 94 页

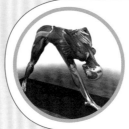
侧三角背后合掌式
Parsvottanasana
见 96 页

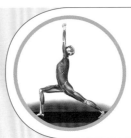
勇士式第一式
Virabhadrasana I
见 98 页

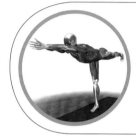

勇士式第三式
Virabhadrasana III
见 100 页

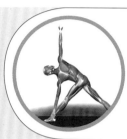

反转三角式
Parivrtta Trikonasana
见 102 页

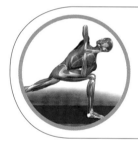

扭转侧三角式
Parivrtta
Parsvakonasana
见 104 页

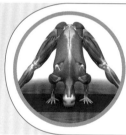

分腿前弯式
Prasarita
Padottanasana
见 106 页

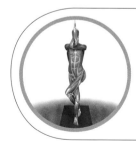

鹰式
Garudasana
见 108 页

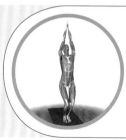

力量式
Utkatasana
见 110 页

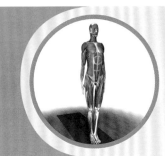

山式（Tadasana）

山式为站姿体位的第一式，也是所有站姿体位的基础，它可以告诉我们如何正确地安放我们的身体。拿爬山做比喻，山式就像我们继续往上爬之前，先停下来静观身体的变化并专心面对肌肉觉知的过程。

协同／活化

骨盆与双脚

1. 使骨盆保持挺直的肌肉群，像碗一样包住骨盆的前后。在骨盆前面的是腰肌，后面的是臀肌。腰肌屈曲大腿让骨盆保持平衡，而臀肌可以拉长或伸展大腿肌肉。这两块肌肉相互平衡。

2. 如果双脚有外旋的状况，位于臀骨前侧最高点的阔筋膜张肌与臀中肌的前部肌肉会产生相反的力，让双脚向内转动。

3. 大腿前面的股四头肌会缩短，从而拉直膝盖。

4. 小腿肌肉默默运作，维持双腿足踝的平衡，作用就像山式的础石。

5. 练习全程，双脚的上下肌肉会一直彼此平衡，稳定这个体位。

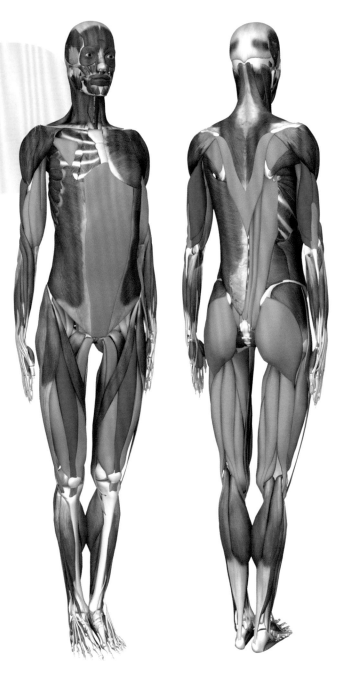

躯干

1. 竖脊肌（背部的深层肌肉）从头骨延伸到脊椎底部，它与背部的小肌肉共同作用，能够提拉脊椎让你挺直站立。

2. 位于身体前方的腹部肌肉会和后背肌肉一起作用，以支撑并维持躯干的平衡。腹肌与背肌环绕着躯干建立起一条通道，从而能够将肋骨往下拉。

肩膀与手臂

1. 启动斜方肌（位于后背）的下部将肩膀往下拉离耳朵，抬高胸部。

2. 菱形肌联结肩胛骨与脊柱，结合斜方肌的中间部位可将肩胛骨带往身体中线。这个动作可以打开前胸。

3. 以闭锁链方式来收缩胸小肌，就能抬起下面的肋骨并扩展胸廓。

4. 棘下肌与小圆肌这两块肌肉联结肩胛骨和上臂骨，其共同作用可向外转动手臂。

5. 启动肱三头肌拉直手肘。

骨盆腔横膈膜的肌肉是活动的，可以练习根部锁印的收束法来强化骨盆内的脏器。

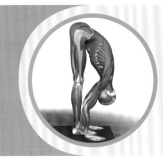

站立前弯式（Uttanasana）

站立前弯式是一个对称的体位，让我们可以有机会察觉身体是否有不对称或失衡的情况。由于在这个姿势中头部会低于心脏，因此可以视为倒立体位，它通常是练习瑜伽时的休息动作。

协同／活化

骨盆与双脚

1. 腰肌、耻骨肌与股直肌共同作用以屈曲髋部，并使骨盆稍微往前倾。

2. 结合臀中肌前部与阔筋膜张肌，可使髋部稍微内旋，膝盖骨就可直接面向前方。

3. 股四头肌是大腿前方最大的一块肌肉，收缩它可以拉直膝盖。这个动作可以产生交互抑制作用，同时放松大腿后侧的肌肉（腘旁肌）。

4. 大腿内侧的内收肌群可使大腿并合在一起。

躯干、肩膀与手臂

1. 腹直肌位于腹部中央，是左右并排的两块扁长形肌肉，收缩腹直肌可以使身体往前弯。

2. 斜方肌横跨背部，其下部可将肩膀往颈部的相反方向拉离。

3. 前三角肌可使肩膀向前移动，肱二头肌可弯曲手肘。当双手放到地板上固定时，这些动作可以让躯干弯曲得更到位。

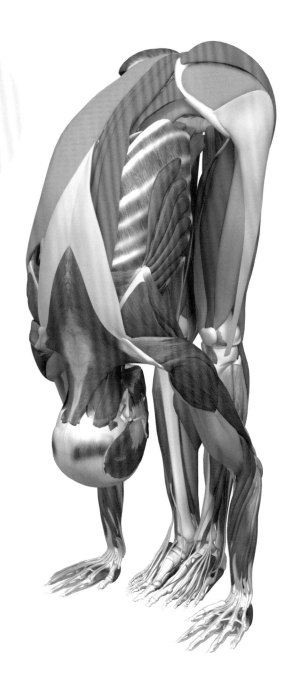

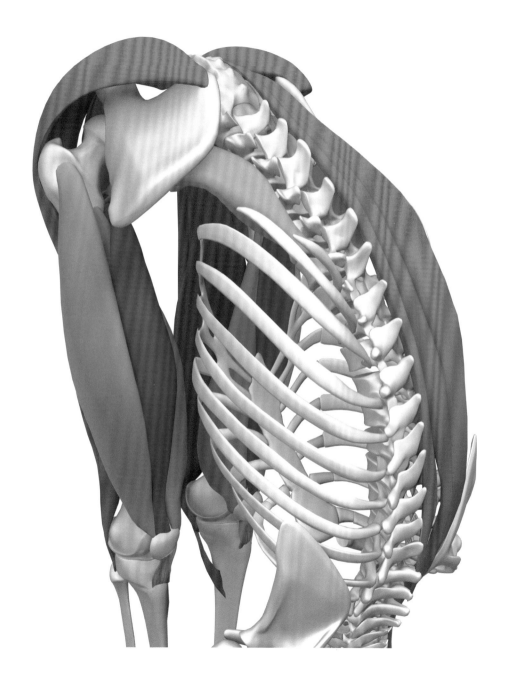

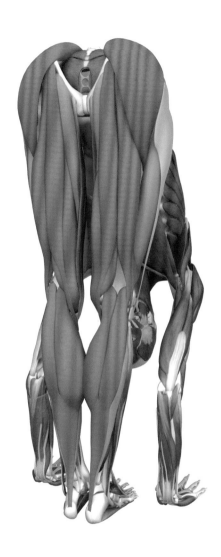

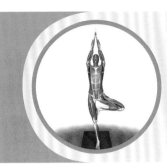

树式（Vrksasana）

顾名思义，树式的站姿形态就像小树苗往天空方向生长，动作的关键是双手合十上举与单脚站立之间保持平衡。树式是单脚平衡体位中比较简单易做的，因为上半身的骨骼堆聚在站立那只脚的长形骨上面，这样一来，当四肢平衡时，躯干肌肉及其他肌群就不用很费力。

协同／活化

站立脚

1. 位于臀部的臀大肌与腰肌（位置在大腿前上方）共同作用，以便由前至后来平衡骨盆。

2. 位于骨盆外围的臀中肌与大腿内侧的内收肌群，可以由外至内平衡骨盆。

3. 大腿前面的股四头肌缩短，以拉直膝盖。

4. 小腿肌肉、腓骨肌、胫骨前肌与脚趾屈肌共同作用，一起稳定双脚。

躯干

1. 竖脊肌从头骨向下延伸到接近骨盆部位的脊柱，这束肌肉可以保持脊椎挺直。它们形成一道肌柱，与腰背部的腰方肌共同作用，可以抬升脊椎。

2. 腹直肌位于肋骨与耻骨之间，上端附着点在肋骨上，下端在骨盆上，它将肋骨与骨盆拴在一起。

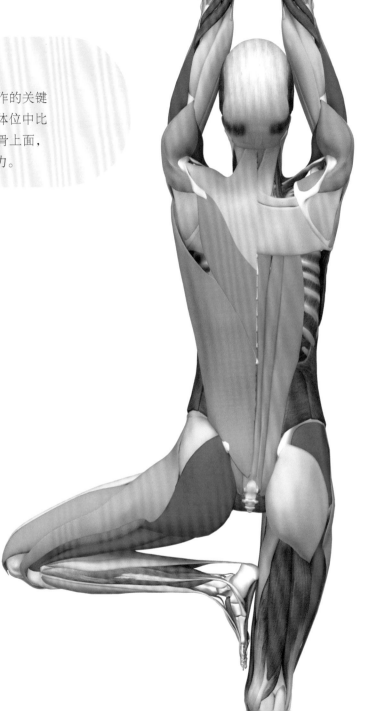

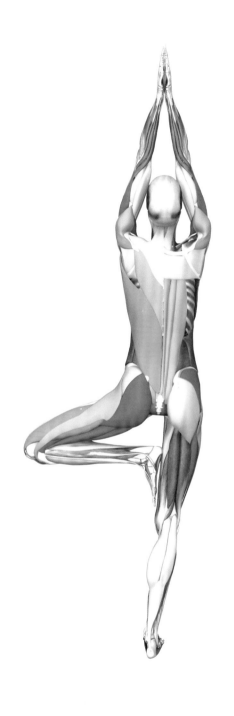
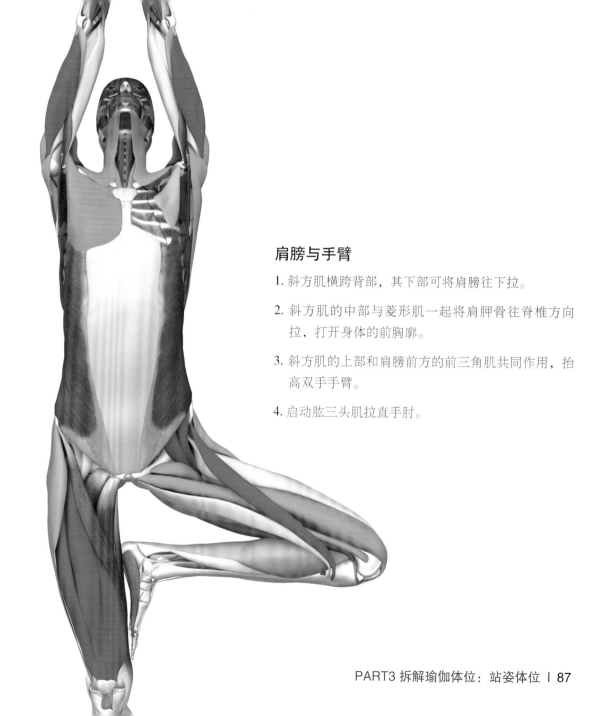

肩膀与手臂

1. 斜方肌横跨背部，其下部可将肩膀往下拉。

2. 斜方肌的中部与菱形肌一起将肩胛骨往脊椎方向拉，打开身体的前胸廓。

3. 斜方肌的上部和肩膀前方的前三角肌共同作用，抬高双手手臂。

4. 启动肱三头肌拉直手肘。

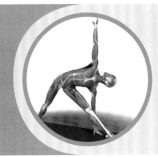

延伸三角式（Utthita Trikonasana）

三角式可以衍生出一系列体位。这些动作可以有效地伸展前脚的腘旁肌，同时也能伸展后脚的腘旁肌、腓肠肌与比目鱼肌，并伸展上腹部和背部的肌肉。

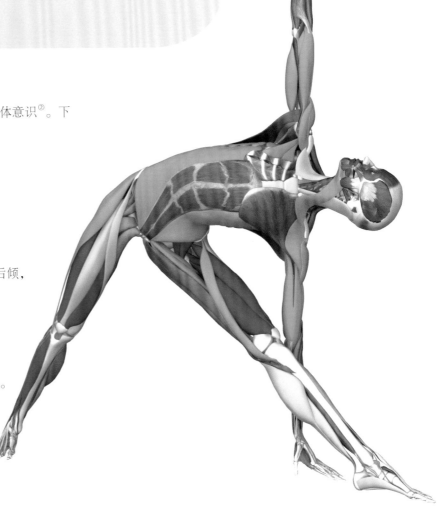

在上方的肩膀与手臂做的是开放链动作，可创造出手臂在空间中的本体意识[2]。下方那只手固定在地板或腿上，可以产生杠杆作用来扩展胸廓。

协同／活化

骨盆与双脚

1. 收缩前后双腿的股四头肌，可拉长膝盖并伸展腘旁肌的下部。

2. 启动前脚的腰肌屈曲髋部，使骨盆前倾。这样一来可使坐骨结节往后倾，伸展腘旁肌的上部。

3. 启动后脚的臀大肌伸展髋部。

4. 启动后脚的胫骨前肌负责踝关节背屈的动作，将脚背往上勾。

5. 启动位于胫骨前方外侧的腓骨长肌与腓骨短肌，将前脚掌压向地板。

[2]　本体感觉（proprioception awareness）可以让我们知道肢体在空间中的位置及动作方向，在动态与静态的动作过程中维持关节的稳定度并精确执行动作。当我们闭上眼睛时，仍然知道身体在哪里及关节动作是什么，这就是本体感觉。

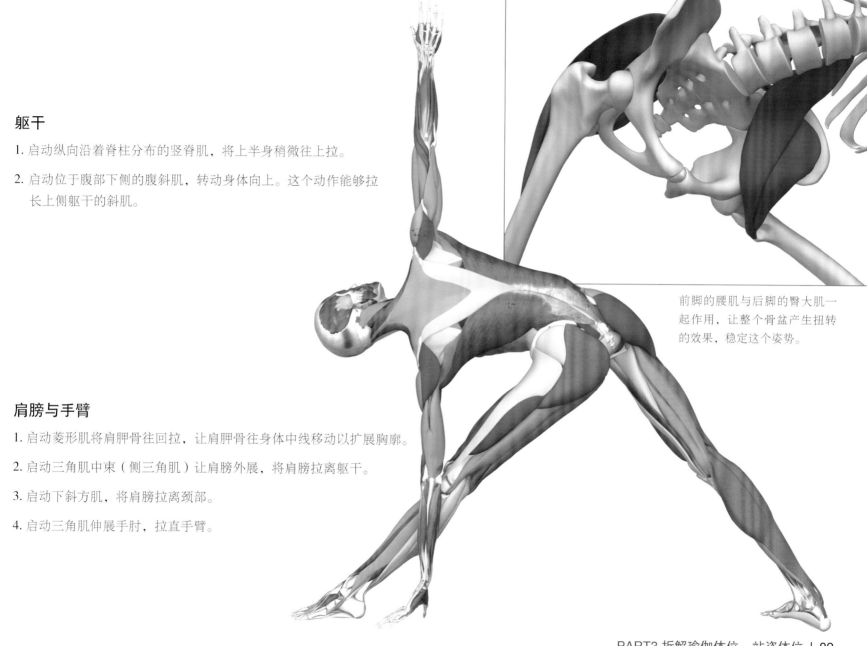

躯干

1. 启动纵向沿着脊柱分布的竖脊肌，将上半身稍微往上拉。

2. 启动位于腹部下侧的腹斜肌，转动身体向上。这个动作能够拉长上侧躯干的斜肌。

肩膀与手臂

1. 启动菱形肌将肩胛骨往回拉，让肩胛骨往身体中线移动以扩展胸廓。

2. 启动三角肌中束（侧三角肌）让肩膀外展，将肩膀拉离躯干。

3. 启动下斜方肌，将肩膀拉离颈部。

4. 启动三角肌伸展手肘，拉直手臂。

前脚的腰肌与后脚的臀大肌一起作用，让整个骨盆产生扭转的效果，稳定这个姿势。

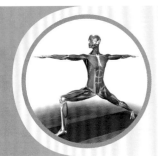

勇士式第二式（Virabhadrasana II）

这个版本的勇士式，骨盆是面向前方的。你会发现本书介绍的站姿体位都是骨盆朝前，然后转向侧边，最后再转身。这个"挪动"身体的顺序可以触动骨盆的核心肌肉，尤其是腰肌。

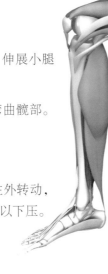

协同／活化

骨盆与双脚

1. 伸展后脚的臀部肌肉，向外转动髋部。

2. 启动后脚的内收大肌伸展大腿骨，帮助脚掌平稳地站在地板上。

3. 启动阔筋膜张肌和臀中肌让大腿骨往内转动，平衡臀大肌的外旋姿势。

4. 启动股四头肌拉直后脚的膝盖。

5. 启动胫骨前方的肌肉（胫骨前肌）让后脚踝向上弯，伸展小腿肌肉及小腿外侧的肌肉。

6. 耻骨肌（位于鼠蹊附近的肌肉）与腰肌一起作用，弯曲髋部。大腿中间的缝匠肌可以细调此动作。

7. 收缩前脚的股四头肌可支撑身体的重量。

8. 启动前脚小腿肚的外侧肌肉（腓骨肌）让脚踝稍微往外转动，做出外翻动作。这个动作的最后效果就是让前脚掌可以下压。

9. 启动腓肠肌与比目鱼肌将脚掌压向地板。

90

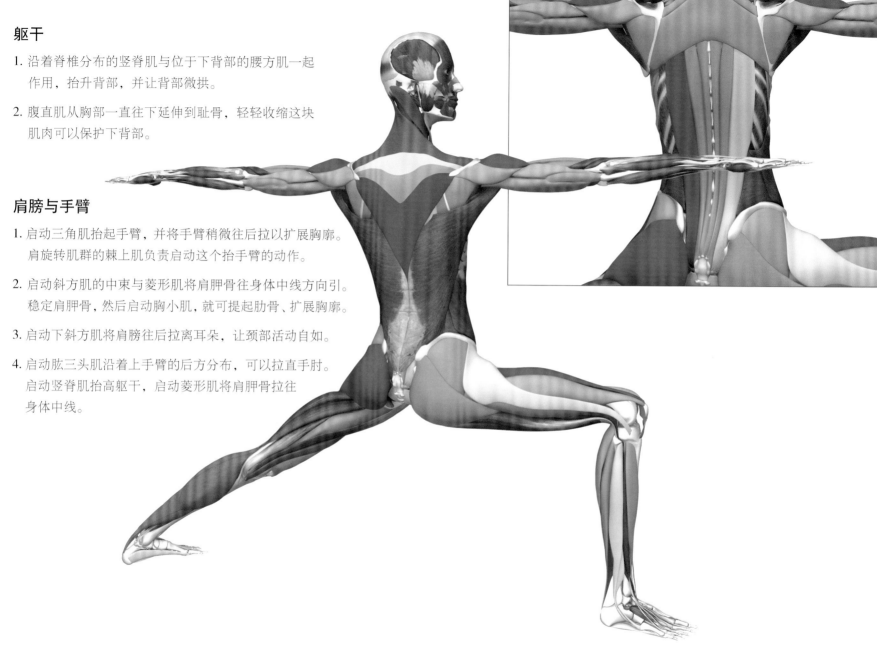

躯干

1. 沿着脊椎分布的竖脊肌与位于下背部的腰方肌一起作用，抬升背部，并让背部微拱。

2. 腹直肌从胸部一直往下延伸到耻骨，轻轻收缩这块肌肉可以保护下背部。

肩膀与手臂

1. 启动三角肌抬起手臂，并将手臂稍微往后拉以扩展胸廓。肩旋转肌群的棘上肌负责启动这个抬手臂的动作。

2. 启动斜方肌的中束与菱形肌将肩胛骨往身体中线方向引。稳定肩胛骨，然后启动胸小肌，就可提起肋骨、扩展胸廓。

3. 启动下斜方肌将肩膀往后拉离耳朵，让颈部活动自如。

4. 启动肱三头肌沿着上手臂的后方分布，可以拉直手肘。启动竖脊肌抬高躯干，启动菱形肌将肩胛骨拉往身体中线。

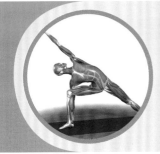

侧弓三角式（Utthita Parsvakonasana）

在这个站姿体位中，骨盆朝向前方，与身体的纵向面平行。这是从勇士式第二式发展而来的自然进程，一只手放在地板上，另一只手高举过头向上伸展。

协同／活化

骨盆与双脚

1. 利用后腿的臀部肌肉伸展髋部，使其向外转动。

2. 启动大腿内侧的内收肌群延展股骨，将腿部拉往身体中线，稳定放在地板上的后脚。

3. 启动阔筋膜张肌与臀中肌向内转动髋部，这个动作可以平衡大块臀部肌肉往外拉动的力量。

4. 启动位于大腿前面的股四头肌拉直膝关节后部。

5. 胫骨前肌位于胫骨前面，可将脚踝往胫骨方向拉动，这样做可以伸展小腿的腓肠肌，以及小腿外侧的腓骨长肌与腓骨短肌。

6. 启动腰肌与耻骨肌弯曲前脚的髋部，斜跨过大腿中间的缝匠肌可将这个动作调整得更到位。

7. 启动前脚的股四头肌来支撑身体重量。

8. 启动腓骨肌（位于前脚的小腿外侧）将脚踝稍微往外翻转。腓肠肌与比目鱼肌屈曲脚踝，让脚掌可以往地板方向下压。

躯干

1. 收缩下腹部的斜肌与横肌可将身体拉向弯曲的那只脚，伸展上半身同侧的对应肌群。

2. 收缩身体下侧的竖脊肌与腰方肌，可使身体侧弯，伸展上侧躯体的对应肌肉。

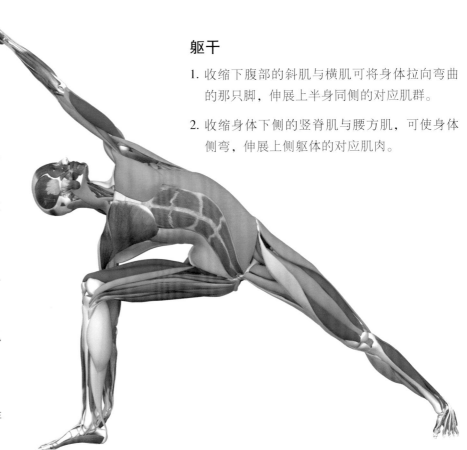

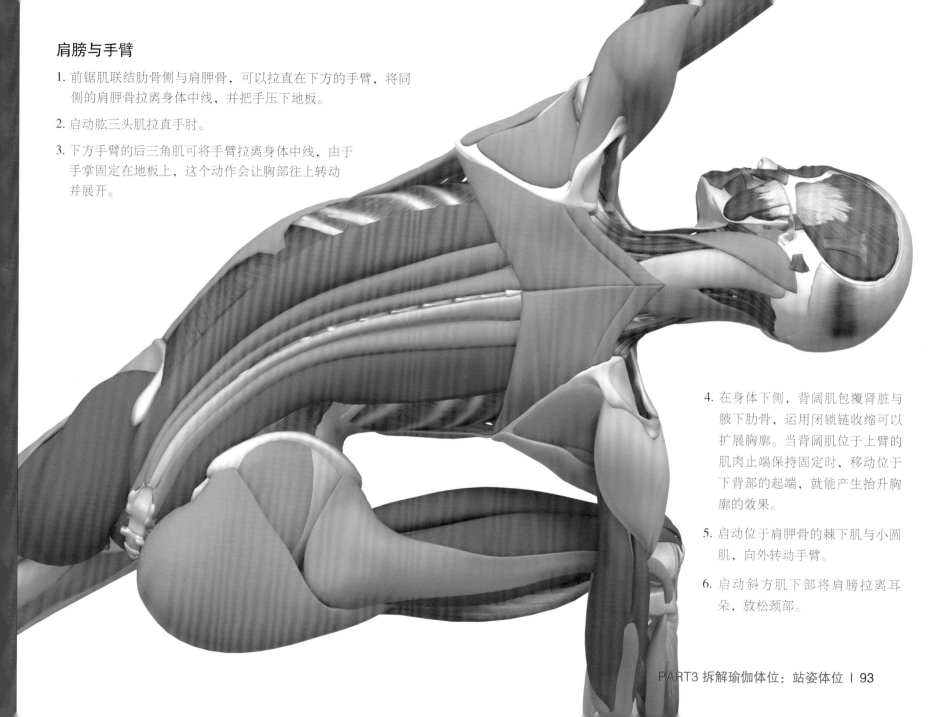

肩膀与手臂

1. 前锯肌联结肋骨侧与肩胛骨，可以拉直在下方的手臂，将同侧的肩胛骨拉离身体中线，并把手压下地板。

2. 启动肱三头肌拉直手肘。

3. 下方手臂的后三角肌可将手臂拉离身体中线，由于手掌固定在地板上，这个动作会让胸部往上转动并展开。

4. 在身体下侧，背阔肌包覆肾脏与腋下肋骨，运用闭锁链收缩可以扩展胸廓。当背阔肌位于上臂的肌肉止端保持固定时，移动位于下背部的起端，就能产生抬升胸廓的效果。

5. 启动位于肩胛骨的棘下肌与小圆肌，向外转动手臂。

6. 启动斜方肌下部将肩膀拉离耳朵，放松颈部。

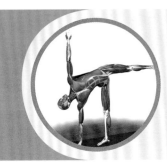

半月式（Ardha Chandrasana）

在这个体位中，身体的重量全放在单腿上，一只手伸长碰触地板。另一条腿向外延伸与地板平行，以平衡整个姿势。这个体式形成了半月形，最理想的状态是像月亮安静地挂在天空上一样。四肢必须保持在同一个平面上，只要脚一有后倾的情况，身体就会失去平衡。半月式需要对骨盆的核心肌肉有所认识，知道如何运用它们才能自由移动大腿。

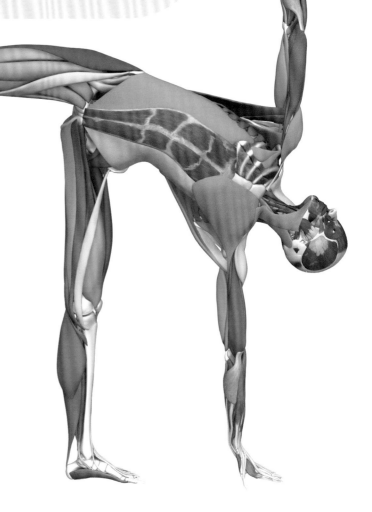

协同／活化

站立脚

1. 腰肌、耻骨肌让髋部稍微前倾。横跨髋部的股直肌分布于大腿前方，与另外两条肌肉共同作用以维持腿部的平稳。缝匠肌斜走于大腿前方，可让半月式更稳定。

2. 启动股四头肌拉直膝关节。

3. 启动小腿的腓肠肌与比目鱼肌进行离心收缩，将脚掌往下压，保持姿势的平稳。

上提脚

1. 臀中肌、臀小肌和阔筋膜张肌起于骨盆侧边，它们一同抬起大腿，使之与地板平行。

2. 臀大肌与大腿前方的腰肌一起作用，让髋部不会前后晃动。

3. 启动股四头肌拉直膝关节。

4. 启动胫骨上的胫骨前肌与小腿的腓骨肌保持脚部的稳定。

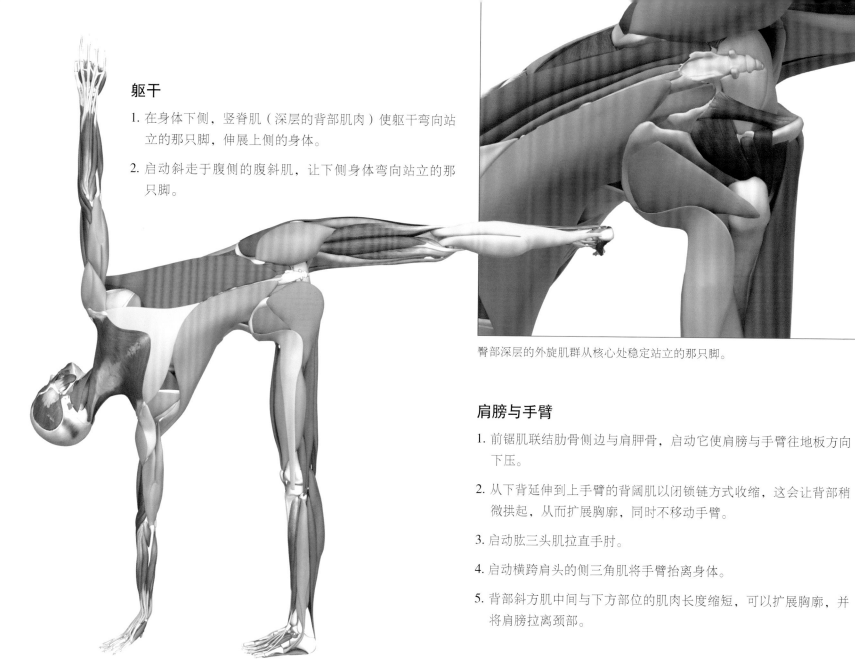

躯干

1. 在身体下侧，竖脊肌（深层的背部肌肉）使躯干弯向站立的那只脚，伸展上侧的身体。

2. 启动斜走于腹侧的腹斜肌，让下侧身体弯向站立的那只脚。

臀部深层的外旋肌群从核心处稳定站立的那只脚。

肩膀与手臂

1. 前锯肌联结肋骨侧边与肩胛骨，启动它使肩膀与手臂往地板方向下压。

2. 从下背延伸到上手臂的背阔肌以闭锁链方式收缩，这会让背部稍微拱起，从而扩展胸廓，同时不移动手臂。

3. 启动肱三头肌拉直手肘。

4. 启动横跨肩头的侧三角肌将手臂抬离身体。

5. 背部斜方肌中间与下方部位的肌肉长度缩短，可以扩展胸廓，并将肩膀拉离颈部。

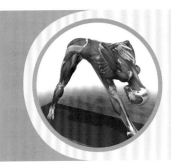

侧三角背后合掌式（Parsvottanasana）

这个体位，可以大幅伸展后脚的大腿后侧及小腿的两束肌肉（即腓肠肌与比目鱼肌）。向内转动肩膀，双手在背后合十，可以大幅伸展棘下肌与小圆肌（这两块肌肉可向外转动上手臂）。肱骨内转可以伸展肩膀的外旋肌群。

协同／活化

1. 胸大肌、肩胛下肌与大圆肌一起作用，将上臂骨往内转动，并伸展肩膀的外旋肌群（即棘下肌与小圆肌）。

2. 横走于上背部的斜方肌与菱形肌可将肩胛骨拉往脊椎方向，打开前胸廓。

3. 启动下斜方肌将肩膀往下拉，放松颈部。

4. 启动腹直肌让躯干弯向大腿。

5. 腰方肌的作用方式有两种：一、帮助前髋部下弯并维持后髋部的稳定；二、稳定伸展的那只脚。

6. 启动臀部肌肉延展后脚的大腿骨；后脚掌踏稳在地垫上。如此一来，后方的膝盖就可感受到延展大腿骨的能量，增加后脚腘旁肌及小腿肌肉的伸展强度。

7. 启动双腿的股四头肌拉直膝盖。

8. 后脚的胫骨前肌（位于胫骨旁边的肌肉）缩短后可让脚踝弯向胫骨，让小腿肌肉得到更多的伸展。

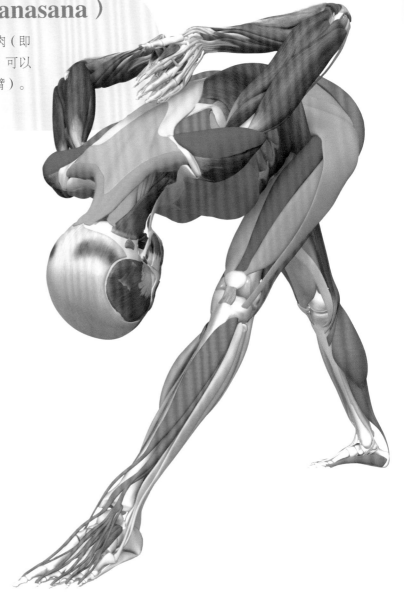

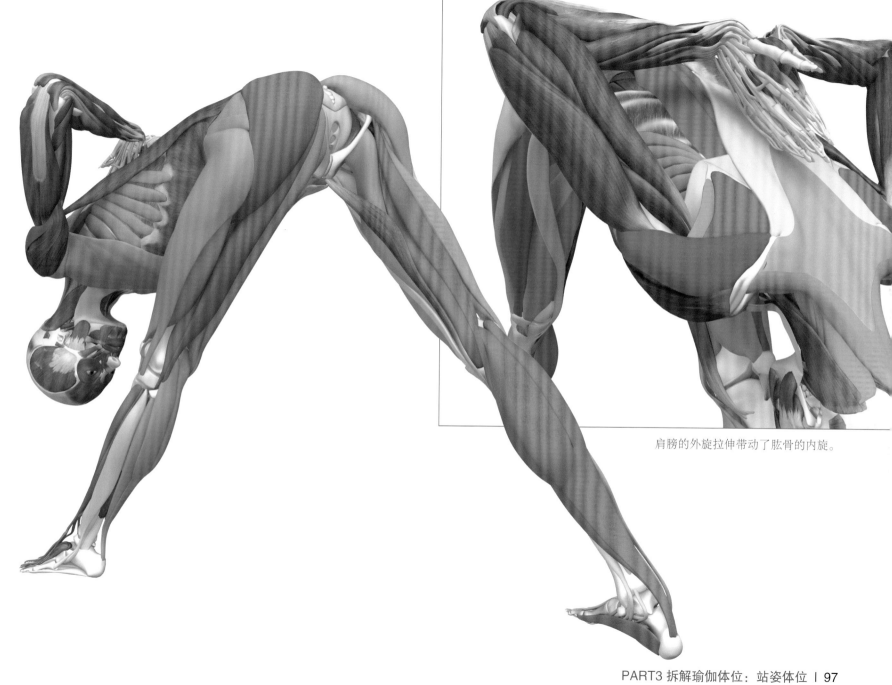

肩膀的外旋拉伸带动了肱骨的内旋。

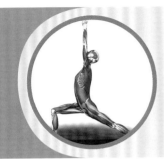

勇士式第一式（Virabhadrasana I）

这个基础站姿是一种弓箭式，用于伸展身体并让胸廓向上打开。虽然这是个静止的体位，但练习者可以观想自己是个勇武的战士，受过锻炼的肌肉正等待着释放能量。

协同／活化

骨盆与双脚

1. 伸展后脚的臀部肌肉，向外转动髋部。

2. 阔筋膜张肌与臀中肌一起作用，移动股骨远离身体的中心线（外展），同时缓冲臀部肌肉的动作。通过向内转动股骨，让髋关节在髋臼中向外转动。

3. 启动大腿内侧的内收大肌让股骨往中心线方向伸展、移动。

4. 启动股四头肌拉直膝盖。

5. 缩短胫前肌(位于胫骨前方)的长度，可以弯曲脚踝，同时伸展后脚的小腿肌肉、胫骨外侧的腓骨长肌与腓骨短肌。

6. 在此同时，缩短腰肌与耻骨肌可以帮助前脚的髋关节弯曲。缝匠肌弯曲髋关节，使大腿骨向外转动，有助于保持身体平衡。

7. 启动前脚的股四头肌收缩以支撑身体的重量。

8. 胫骨长肌与胫骨短肌沿着胫骨外侧分布，可以稍微往外转动脚踝与前脚，将脚掌前方往下压。

9. 启动腓肠肌将脚掌往地板下压。

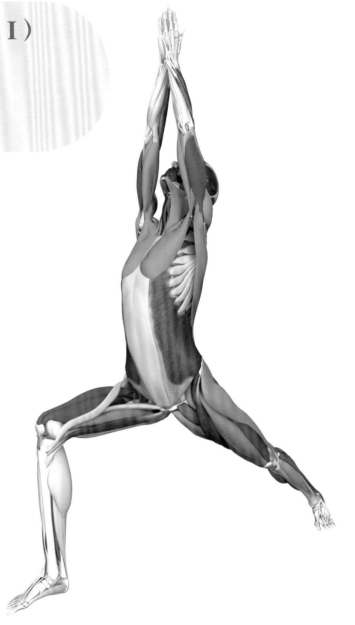

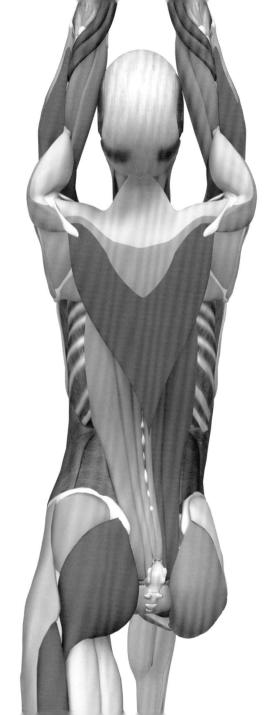

躯干

1. 竖脊肌从头骨向下延伸到下背部接近骨盆处，与腰椎的腰方肌一起作用，可以提高后背并让背部微拱。

2. 稍微收缩腹直肌，有助于保护下背部。

肩膀与手臂

1. 斜方肌横走于背部，其下方部位可将肩膀往下拉，放松颈部。

2. 前锯肌联结肋骨与肩胛骨，可以往外转动肩胛骨下缘。这个动作会移动位于肱骨下方的肩关节肩窝部位。

3. 启动棘下肌与小圆肌向外转动手臂骨，扩展胸廓。

4. 启动并缩短前三角肌可以抬起手臂。

5. 利用肱三头肌来拉直手肘，同时也有助于前锯肌转动肩胛骨。这个动作可避免位于肩胛骨肩峰突上的肱骨头发生"夹击"[3]问题。

③ 肩旋转肌群位于肱骨头与肩峰之间，当肩关节组织受伤或动作不正确，手臂上举时会产生肩峰下空间狭窄的现象，而夹挤到中间的软组织。

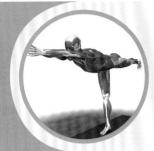

勇士式第三式（Virabhadrasana III）

勇士式的这个版本，是单脚站立、双手合掌前伸的动作，样子就像一支飞射出去的箭。我们可以看到，从勇士式第二式变成第一式时，朝向前方的骨盆会逐渐转到侧边，而变成第三式时，骨盆则和地板呈直角。

协同／活化

站立脚

1. 启动位于髋部深处的腰肌与大腿前侧的耻骨肌一起弯曲髋关节，与站立脚的大腿呈直角。

2. 启动臀中肌将骨盆拉成方形。

3. 启动位于髋关节外侧的阔筋膜张肌会向内施加轻柔的反向压力，防止大腿向外转动，也可以帮助身体拉直膝盖。

4. 启动位于大腿骨前方的股四头肌拉直膝盖。

5. 启动沿着胫骨外侧分布的腓骨长肌与腓骨短肌，将脚掌内侧压向地板。

100

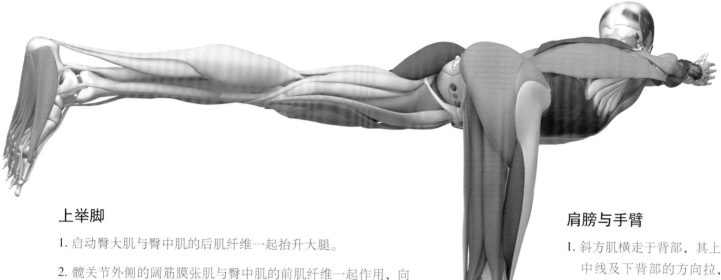

上举脚

1. 启动臀大肌与臀中肌的后肌纤维一起抬升大腿。

2. 髋关节外侧的阔筋膜张肌与臀中肌的前肌纤维一起作用，向内转动腿骨，以免因为臀大肌的伸展而造成足部向外转动。

3. 启动竖脊肌与背部的腰方肌一起抬升骨盆。

4. 启动大腿前方的股四头肌拉直膝盖。

5. 启动小腿的腓肠肌与比目鱼肌、胫骨前肌以及胫骨任一边的腓骨肌一起作用，稳定脚和脚踝。

躯干

背部的竖脊肌和腰方肌一起抬升脊椎。从胸部一直往下延伸到耻骨的腹直肌形成包住躯干的护套，让躯干保持平衡。

肩膀与手臂

1. 斜方肌横走于背部，其上部将肩胛骨往身体中线及下背部的方向拉，斜方肌对抬升双臂也发挥了作用。

2. 启动联结肩胛骨与上臂骨（肱骨）的棘下肌与小圆肌往外转动肱骨。这个动作可以防止臂骨碰触到肩峰（肩膀最上方的突出骨头，连接肩胛骨与锁骨）。

3. 启动肩膀前侧的前三角肌将手臂抬起。

4. 启动肱三头肌拉直手肘。

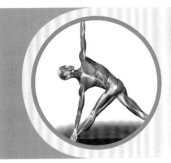

反转三角式（**Parivrtta Trikonasana**）

在反转三角式中，使用对侧的手来碰触脚部，扭转躯干与脊椎。肩膀的核心肌肉将躯干转向与髋部相反的方向，形成一个扭转体位。

协同／活化

1. 前脚的腰肌与后脚的臀部肌肉一起作用，让整个骨盆产生扭转效果，进而稳定这个反转三角体位。

2. 腰肌与耻骨肌（联结腿骨到耻骨的肌肉）一起作用，与内收肌群一起弯曲前脚的髋关节。

3. 同时，后脚的臀部肌肉伸展身体后方的大腿，使其向外转动。

4. 位于后脚内侧的内收大肌将腿骨往后压，使其往中心线靠近。

5. 启动股四头肌拉直膝盖。

6. 启动后脚的胫骨前肌(沿着胫骨边缘分布)将脚踝稍微往内转，让脚背往胫骨方向拉。这个动作可以伸展小腿的后侧肌肉。

7. 启动肱三头肌拉直手肘。

8. 启动前锯肌（联结肋骨侧边与肩胛骨的肌肉）将下方手臂的肩膀往脚的方向拉动。

9. 启动下方手臂的后三角肌将胸部拉往前方，让躯干做出更大的扭转动作。

10. 启动菱形肌（联结肩胛骨与脊椎的肌肉）与后三角肌让躯干上半部的扭转更到位。

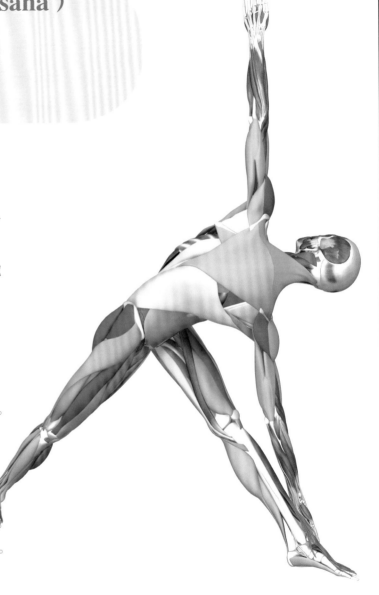

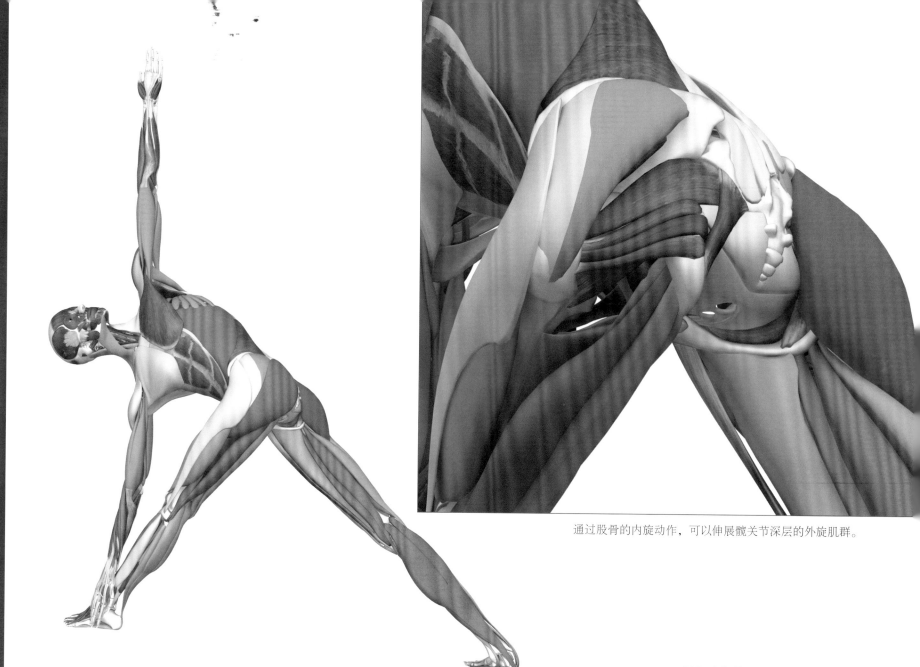

通过股骨的内旋动作，可以伸展髋关节深层的外旋肌群。

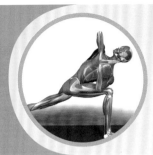

扭转侧三角式（Parivrtta Parsvakonasana）

扭转侧三角式以相反方向转动骨盆与躯干，这个动作可以有效伸展环绕脊椎的核心肌肉群。启动前脚的腰肌及后脚的臀大肌，可以稳定这个体位。这样会在整个骨盆形成一个"扭绞"效应，从肌肉、韧带到肌腱都存在拉力及反拉力。后脚往前推，前脚挺住，可以让这个体位更稳定。

协同／活化

1. 前髋部和大腿的内侧肌肉与外侧肌肉一起作用，弯曲髋关节。这些肌肉包括腰肌、耻骨肌与前内收肌群。

2. 前髋部外侧与臀部侧边的阔筋膜张肌与臀中肌一起配合，将膝盖推向手肘，帮助身体转得更到位。

3. 腓骨肌沿着小腿外侧分布，可以让前脚掌往下压，同时也轻轻往外转动脚踝。

4. 启动臀大肌往后移动后臀部，并让臀部向外转动。

5. 启动大腿内侧的内收大肌将后臀部进一步往后压，同时也往身体中线移动。

6. 启动股四头肌拉直后脚膝关节。

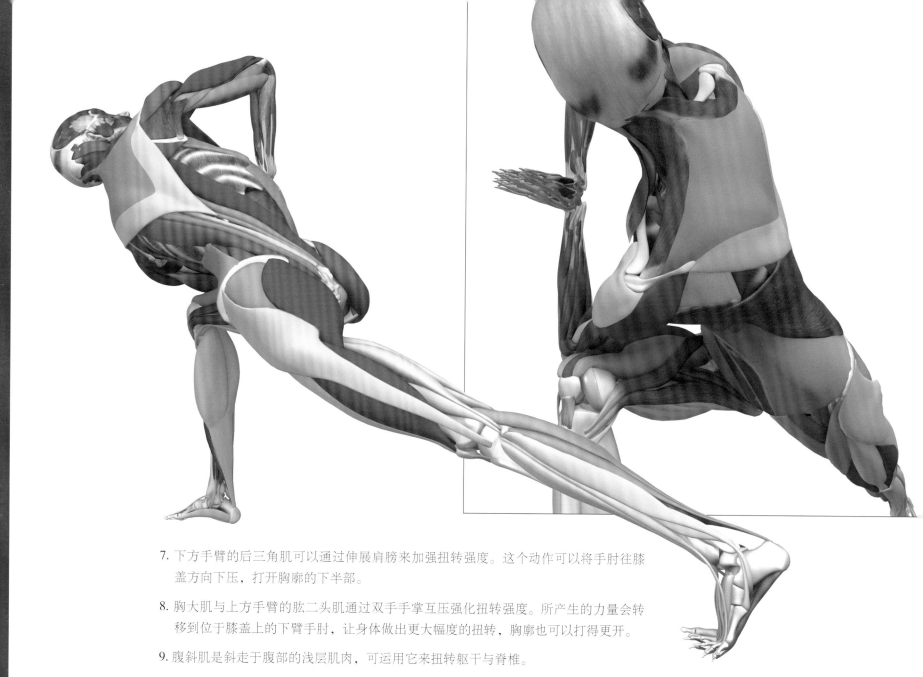

7. 下方手臂的后三角肌可以通过伸展肩膀来加强扭转强度。这个动作可以将手肘往膝盖方向下压，打开胸廓的下半部。

8. 胸大肌与上方手臂的肱二头肌通过双手手掌互压强化扭转强度。所产生的力量会转移到位于膝盖上的下臂手肘，让身体做出更大幅度的扭转，胸廓也可以打得更开。

9. 腹斜肌是斜走于腹部的浅层肌肉，可运用它来扭转躯干与脊椎。

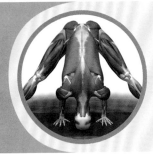

分腿前弯式（Prasarita Padottanasana）

分腿前弯式属于对称的站姿体位，身体两侧的活动与伸展程度都一样。这类体位可让我们察觉身体某个部位的灵活度是否出了问题。当你找到这些部位后，便可以启动活化适合的肌肉，重新找回平衡及协调。

协同／活化

1. 启动腰肌、耻骨肌与大腿前方的股直肌，弯曲髋关节。

2. 启动大腿前方的股四头肌拉直膝盖。

3. 启动胫骨前方的胫骨前肌稍微转动双脚。

4. 启动脚踝内侧的胫骨后肌有助于抬升足弓。

5. 启动屈拇长肌（位于大脚趾底部）将脚趾压向地板，可以稳定身体，并将身体重量往前带。

6. 启动腹直肌（从胸部位置往下延伸到耻骨）使躯干往前弯。

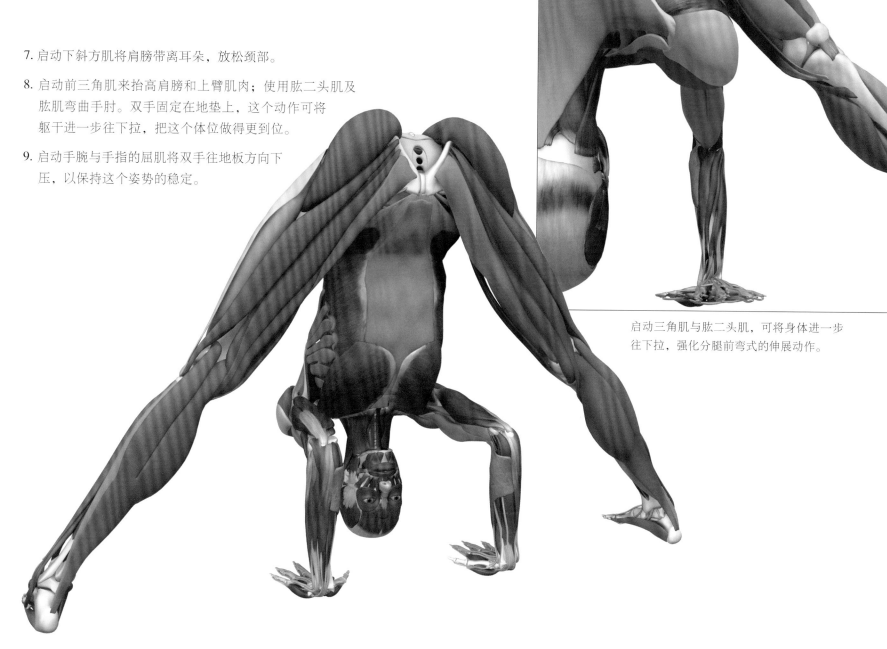

7. 启动下斜方肌将肩膀带离耳朵，放松颈部。

8. 启动前三角肌来抬高肩膀和上臂肌肉；使用肱二头肌及
   肱肌弯曲手肘。双手固定在地垫上，这个动作可将
   躯干进一步往下拉，把这个体位做得更到位。

9. 启动手腕与手指的屈肌将双手往地板方向下
   压，以保持这个姿势的稳定。

启动三角肌与肱二头肌，可将身体进一步
往下拉，强化分腿前弯式的伸展动作。

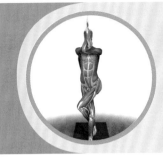

鹰式（Garudasana）

这个体位与单腿平衡有关，双手与双腿交缠的体位并不是我们的大脑所习惯的姿势。正因为如此，这个体位才可以有效地训练平衡感与协调感。

协同／活化

骨盆与双脚

1. 启动站立脚的腓骨肌翻转脚踝，将脚的内侧往下压来帮助身体保持平衡。

2. 启动上交叠脚的腓骨肌翻转脚踝形成一个勾子，环住站立脚的小腿部位。

3. 启动站立脚的腓肠肌与比目鱼肌（位于小腿肚）弯曲站立脚的脚踝，使足部往下压以稳定姿势。

4. 启动内收肌群将双腿交叠压紧。

5. 启动阔筋膜张肌与臀中肌将股骨往内转。

6. 启动腰肌屈曲髋关节。

躯干

1. 启动竖脊肌与腰方肌抬升背部。
2. 腹直肌提供给竖脊肌一个反作用力，可以稳定骨盆。

肩膀与手臂

1. 启动胸大肌将交叉于胸前的手臂和肩膀向内收紧。

2. 收缩上手臂的后三角肌，可以使上方手臂往下方手臂压。在伸展的动作中收缩三角肌，是一种离心收缩。这个动作可以深化肩旋转肌群的伸展。

3. 伸展下方手臂的后三角肌，同时启动前三角肌将下方手臂的手肘往上挤压，两个手肘就可紧紧交叠在一起。

4. 启动前锯肌往前带动肩胛骨，伸展背部的斜方肌中束与菱形肌。

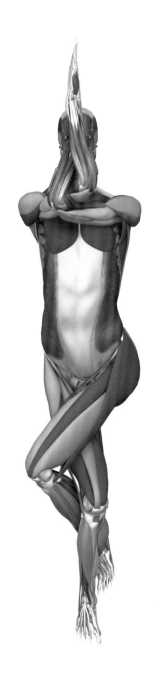

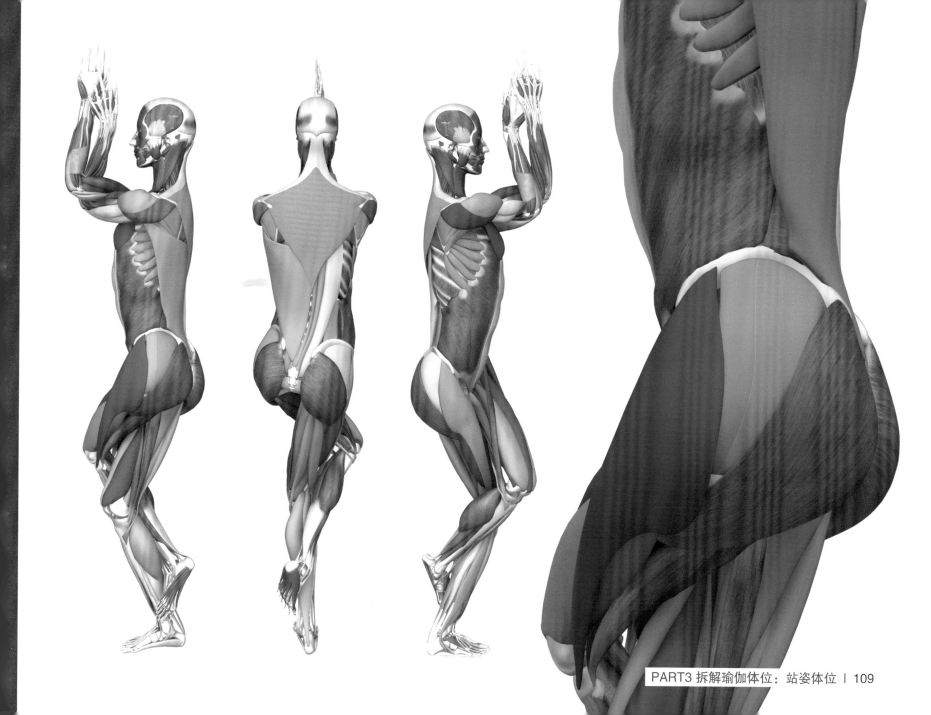

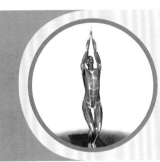

力量式（**Utkatasana**）

力量式是对称的站姿体位，从基础的山式自然发展而来。半蹲站姿可以视为跳跃的预备姿势，意味着体内蕴藏着蓄势待发的能量。力量式可以强化几个核心肌群，包括屈曲骨盆的股四头肌和下背部肌肉等。

协同／活化

骨盆与双脚

1. 髋部的屈肌包括腰肌、耻骨肌、股直肌与缝匠肌，这些肌群可以让股骨保持在稍微弯曲的位置。臀大肌在这个动作中会产生反作用力。这是包括屈曲及伸展两种动作的骨盆稳定体位。

2. 启动股四头肌，让膝盖保持在半弯曲状态。

3. 启动内收肌群将两腿的膝盖靠在一起。

4. 启动胫骨前肌将足弓拉往胫骨方向。

5. 启动腓肠肌与比目鱼肌做离心收缩，使脚掌可以稳稳地站立。

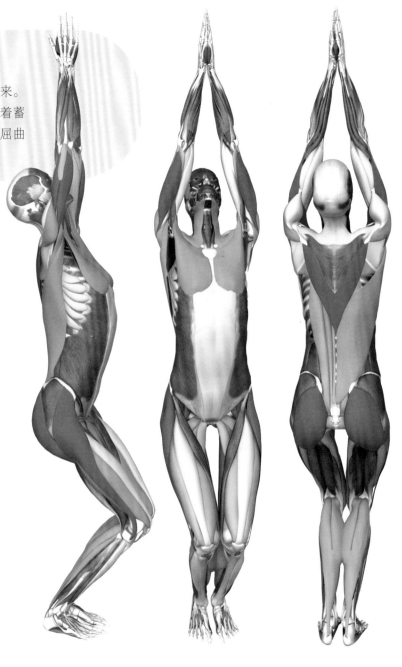

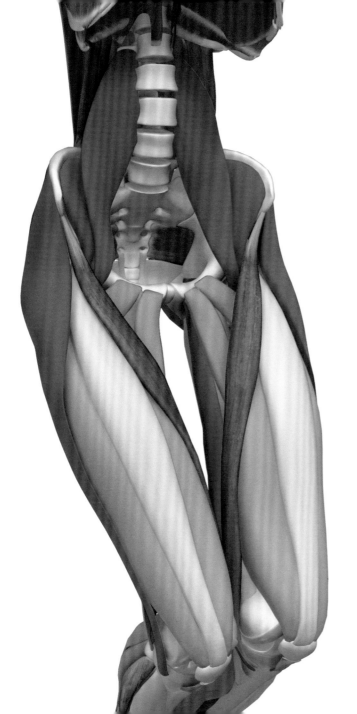

躯干

1. 启动腰方肌拱起下背部，这个动作的协同肌是竖脊肌。

2. 腰肌提供给下背部肌肉一个抗衡的力量，从而可以保护腰椎。

3. 启动联结肋骨与耻骨的腹直肌，将肋骨拴系在骨盆上，避免肋骨向前凸起。

肩膀与手臂

1. 启动斜方肌中束与菱形肌将肩胛骨往背后中线拉，从而扩展胸廓。

2. 启动下斜方肌将肩膀拉离颈部，让颈椎可以自由地伸展。

3. 启动棘下肌向外转动肩膀。

4. 启动前三角肌将手臂高举过头。

5. 启动肱三头肌伸展手肘。

4 开髋体位

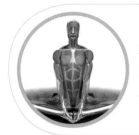

蝴蝶式
Baddha Konasana
见第 114 页

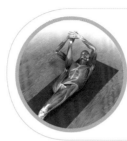

平躺提腿式
（屈膝）
Supta Padangus–
thasana（Bent
Knee Version）
见 116 页

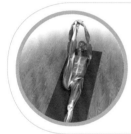

平躺提腿式第一式
Supta
Padangusthasana A
见 118 页

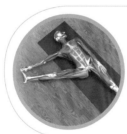

平躺提腿式第二式
Supta
Padangusthasana B
见 120 页

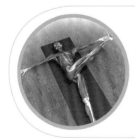

平躺提腿式
（反转）
Supta Padangus–
thasana（Revo–
lving Variation）
见 122 页

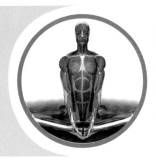

蝴蝶式（Baddha Konasana）

在这个体位中，通过双手抓住脚部的动作来联结上下肢骨骼。髋关节屈曲外转、屈膝，再往两旁伸展可以伸展大腿内侧的内收肌群。上臂、肩膀与背部形成一道锁链，联结双手与双脚。这些部位的协调运作可以强化"联结"，深化这一体位。

协同／活化

1. 使用上臂前方及内侧的肱二头肌与肱肌来弯曲手肘，向上拉提双脚，以打开骨盆。

2. 横跨背部的斜方肌下侧与中间部位，连同菱形肌（联结肩胛骨与脊椎的肌肉）一起将肩膀往后下方拉动，以扩展胸廓。

3. 竖脊肌（沿着脊椎两侧分布）与腰方肌（联结骨盆腔后部与脊椎的肌肉）一起作用，让背部挺直。所产生的力量会转移到肩膀及手臂，然后再联结到双脚。

4. 缝匠肌、阔筋膜张肌、臀中肌与臀大肌一起作用，往外转动髋关节，并延展大腿内侧的内收肌群。

5. 启动腘旁肌来弯曲膝盖，拉长大腿前方的股四头肌。髋关节的深层肌群——外旋肌群则往外转动大腿。

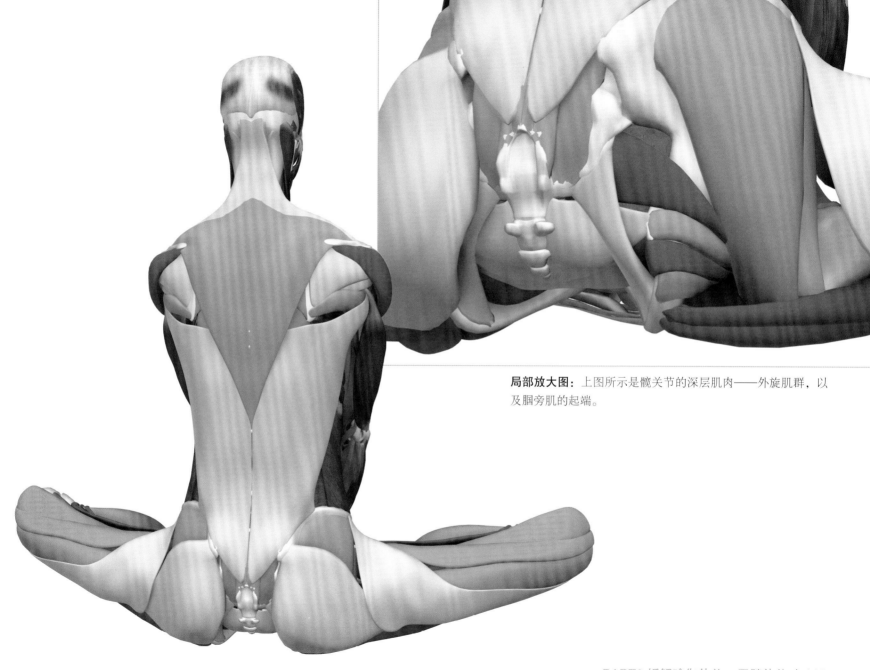

局部放大图：上图所示是髋关节的深层肌肉——外旋肌群，以及腘旁肌的起端。

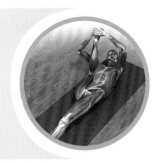

平躺提腿式（屈膝）
（Supta Padangusthasana）

这个版本的平躺提腿式最主要的动作是：弯曲上举脚的膝盖。这个动作的重点，是伸展大腿后面的臀大肌与腘旁肌。用双手抓住一只脚，使用上臂、肩膀及背部的力量将脚往下拉。

协同／活化

上举脚

1. 启动腰肌（位于大腿根部）与耻骨肌（联结大腿骨和耻骨）。事实上，当髋关节完全弯曲时，这两束肌肉是使不出什么力气的。这样做，其实是用来调整髋关节，帮助身体开始伸展。

2. 启动肱二头肌、胸大肌及肩膀后面的后三角肌将脚往胸部方向拉。

3. 启动脊椎两侧的竖脊肌来拱起背部，强化伸展的体位。

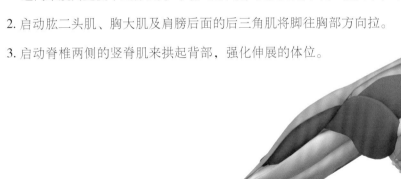

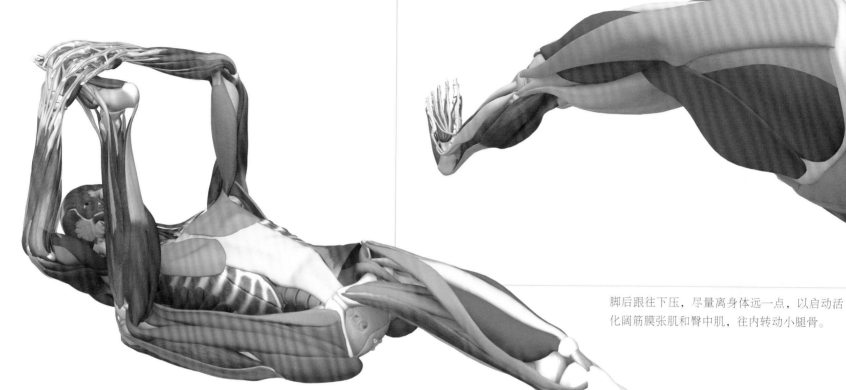

脚后跟往下压，尽量离身体远一点，以启动活化阔筋膜张肌和臀中肌，往内转动小腿骨。

伸直脚

1. 启动臀大肌拉直髋关节。

2. 启动髋部侧边的阔筋膜张肌与臀中肌往内转动髋关节。

3. 启动大腿前方的股四头肌拉直膝关节。

4. 启动胫骨前肌（沿着胫骨分布）将脚踝往上弯。

5. 启动小腿外侧的腓骨肌把脚稍微往外转动。

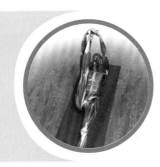

平躺提腿式第一式
（Supta Padangusthasana A）

这个版本的平躺提腿式要后仰伸展髋关节，其作用与站姿体位的侧三角背后合掌式一样。练习这个体位可以大幅伸展臀大肌及大腿后下方的腘旁肌，也可以用异于平常的方式来活动伸直脚的外旋肌群与内收肌群。

协同／活化

上举脚

1. 启动腰肌（在大腿前侧的根部）与耻骨肌（联结腿骨和耻骨的肌肉）来屈曲髋部，伸展臀大肌与大腿后方的腘旁肌。

2. 启动股四头肌拉直膝盖，伸展后方的腘旁肌。

伸直脚

1. 启动臀大肌与臀中肌（部分被包覆在臀部下）拉直髋关节。

2. 启动髋部外侧的阔筋膜张肌及臀中肌向内转动髋关节。

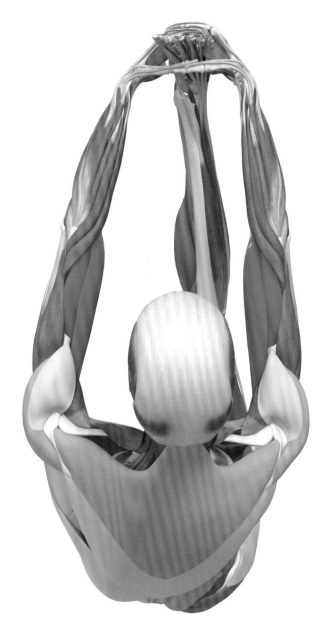

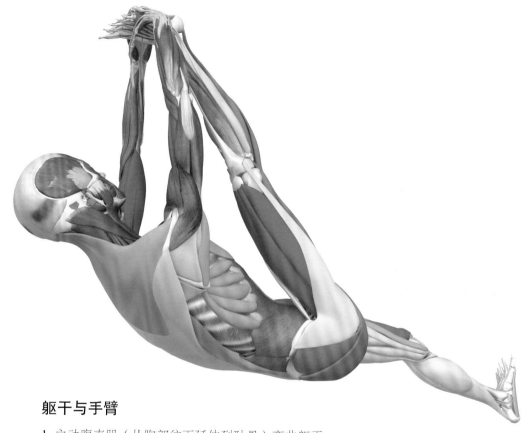

躯干与手臂

1. 启动腹直肌（从胸部往下延伸到耻骨）弯曲躯干。

2. 启动胸部的胸大肌将手臂往身体中线拉动，同时大腿也跟着往胸口处移动。

3. 启动肩胛骨的棘下肌与小圆肌往外转动肩膀。

4. 启动横跨背部的下斜方肌将肩膀拉离耳朵。

5. 启动肱二头肌弯曲手肘，拉动大腿往胸口移动。

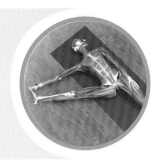

平躺提腿式第二式
（Supta Padangusthasana B）

这个版本的平躺提腿式要将上举的那只脚向外侧拉动，加强伸展腘旁肌。这个姿势与站姿体位的三角式（Trikonasana）类似。

协同／活化

上举脚

1. 启动腰肌与耻骨肌屈曲髋关节。

2. 启动斜走于大腿的缝匠肌来屈曲髋关节，使大腿拉离身体中线并向外转动。

3. 启动股四头肌拉直膝关节。

4. 启动腓骨肌（在小腿外侧）将脚稍微往外转动。

5. 启动胫骨前肌（在胫骨外侧）将脚拉高。

6. 肱二头肌、覆盖住肩膀的三角肌与横跨背部的上斜方肌一起作用，将脚拉得更高，增加伸展强度。

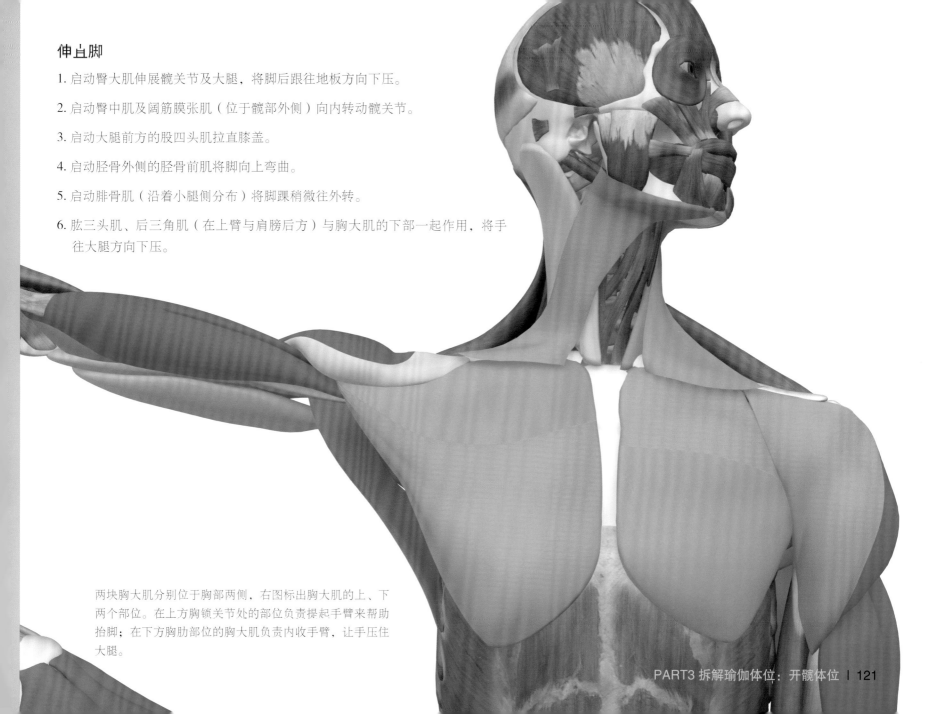

伸点脚

1. 启动臀大肌伸展髋关节及大腿，将脚后跟往地板方向下压。

2. 启动臀中肌及阔筋膜张肌（位于髋部外侧）向内转动髋关节。

3. 启动大腿前方的股四头肌拉直膝盖。

4. 启动胫骨外侧的胫骨前肌将脚向上弯曲。

5. 启动腓骨肌（沿着小腿侧分布）将脚踝稍微往外转。

6. 肱三头肌、后三角肌（在上臂与肩膀后方）与胸大肌的下部一起作用，将手往大腿方向下压。

两块胸大肌分别位于胸部两侧，右图标出胸大肌的上、下两个部位。在上方胸锁关节处的部位负责提起手臂来帮助抬脚；在下方胸肋部位的胸大肌负责内收手臂，让手压住大腿。

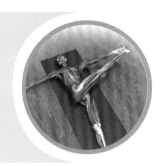

平躺提腿式（反转）
（Supta Padangusthasana）

这是平躺提腿式的变化版，与反转三角式的作用相同。这个体位可以影响到许多肌群，同时具有伸展和扭转髋关节的功效。

协同／活化

1. 启动腰肌（大腿前侧上方）、耻骨肌（联结腿骨与耻骨的肌肉）及股直肌（在大腿前面）来屈曲髋关节上部。

2. 启动内收长肌与内收短肌（在大腿内侧）将大腿骨拉往身体中线。

3. 启动阔筋膜张肌（在髋关节外侧）及臀中肌的前肌纤维一起作用，往内转动大腿骨。

4. 启动股四头肌拉直膝盖。

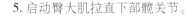

5. 启动臀大肌拉直下部髋关节。

6. 启动大腿内侧的内收大肌拉直下部髋关节,把大腿骨拉近身体。

7. 臀中肌与阔筋膜张肌（在髋关节外侧）一起作用，将下面那只脚的大腿骨向内转动，以缓冲臀大肌向外转的力量。

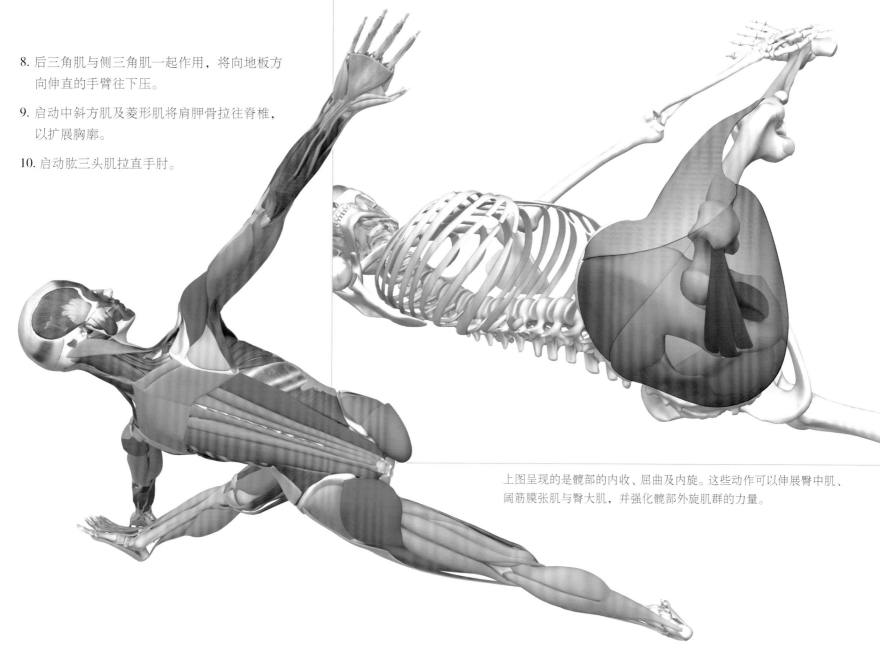

8. 后三角肌与侧三角肌一起作用，将向地板方向伸直的手臂往下压。

9. 启动中斜方肌及菱形肌将肩胛骨拉往脊椎，以扩展胸廓。

10. 启动肱三头肌拉直手肘。

上图呈现的是髋部的内收、屈曲及内旋。这些动作可以伸展臀中肌、阔筋膜张肌与臀大肌，并强化髋部外旋肌群的力量。

5 前弯体位

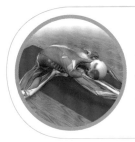

单腿伸展头触膝式
Janu Sirsasana
见 126 页

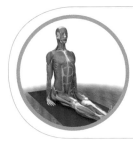

棒式
Dandasana
见 128 页

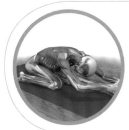

坐姿单脚外翻前弯式
Trianga Mukhaikapada
Paschimottanasana
见 130 页

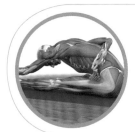

半莲花前弯式
Ardha Baddha Padma
Paschimottanasana
见 132 页

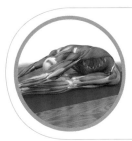

坐姿前弯式
Paschimottanasana
见 134 页

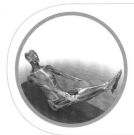

船式
Navasana
见 136 页

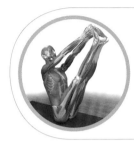

手抓脚趾伸展式
Udhaya
Padangusthasana
见 138 页

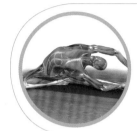

头碰膝扭转前
屈伸展式
Parivrtta Janu
Sirsasana
见 140 页

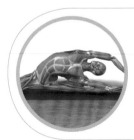

门闩式
Parighasana
见 142 页

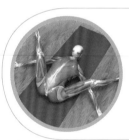

龟式
Kurmasana
见 144 页

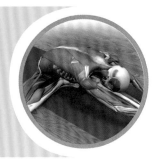

单腿伸展头触膝式（**Janu Sirsasana**）

这是属于侧边前弯的体位。跨栏比赛的选手在热身时也会做同样的伸展动作，这可让伸直那只脚的腘旁肌受到高强度的伸展。就像其他联结上下肢的体位一样，单腿伸展头触膝式也会影响到背部下方与肩膀。将注意力放在弯曲的那只脚上，可以微调这个体位。

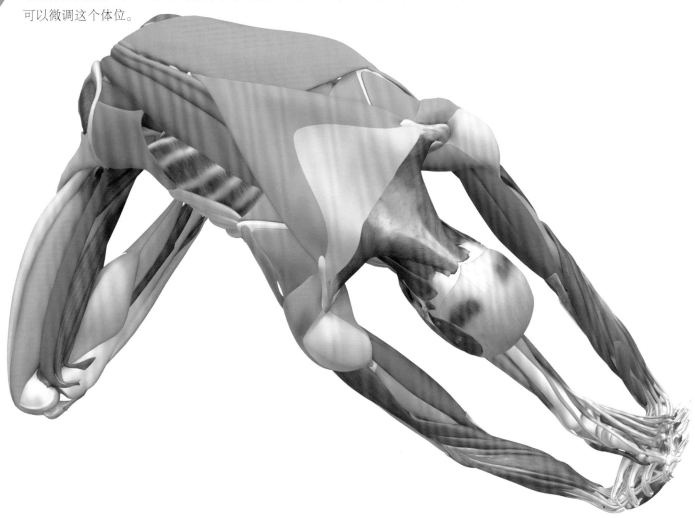

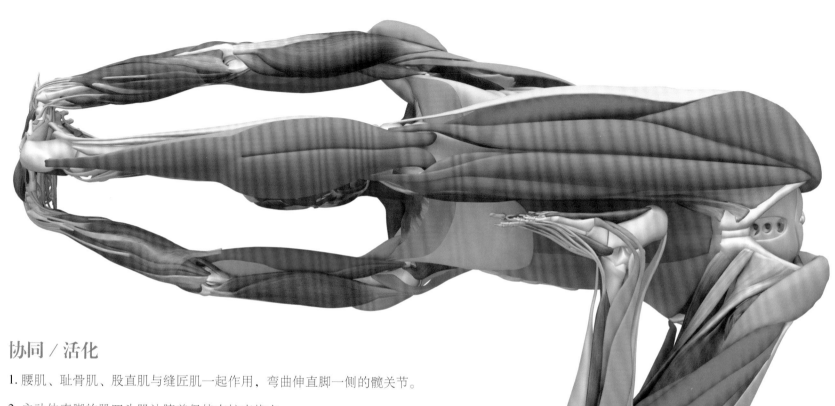

协同／活化

1. 腰肌、耻骨肌、股直肌与缝匠肌一起作用，弯曲伸直脚一侧的髋关节。

2. 启动伸直脚的股四头肌让膝盖保持在拉直状态。

3. 启动弯曲脚的腘旁肌（在大腿后面）保持大腿弯曲不乱动。

4. 启动臀大肌将弯曲脚的髋关节向外转动，位于髋部深层的外旋肌群可以协助外旋动作。

5. 启动臀中肌让弯曲脚的髋关节能够远离身体中线。

6. 启动横走于大腿的缝匠肌也能弯曲并转动髋关节，将髋关节拉离中线。

7. 启动腹直肌将躯干弯向伸直脚。

8. 启动两边手臂的肱二头肌来弯曲手肘，伸展并拉直躯干。

棒式（Dandasana）

在进行各种仰卧或俯卧的地板姿势时，都需要回复到棒式这一基本体位。这就好比我们通过山式来重新校正各种站姿体位一样。棒式的作用有如"晴雨表"，可用来衡量我们每个人在学瑜伽过程中的转变。就像鳄鱼式一样，我们也可以单纯练习棒式来强化挺背及打直膝关节时要用到的肌肉群，同时控制屈曲髋关节的肌肉群。

协同／活化

1. 联合脊椎两侧的竖脊肌、下背的腰方肌和腿骨上方的腰肌，一起提高并稳定背部。

2. 启动肱三头肌来伸直手肘，并将双手压向地板，让背部抬得更高。

3. 启动斜方肌与菱形肌一起将肩胛骨往脊椎方向推动并下拉，以便扩展胸廓。

4. 启动腰肌、耻骨肌与股直肌来屈曲髋关节。

5. 启动大腿内侧的内收肌群将上腿骨往身体中线拉动。

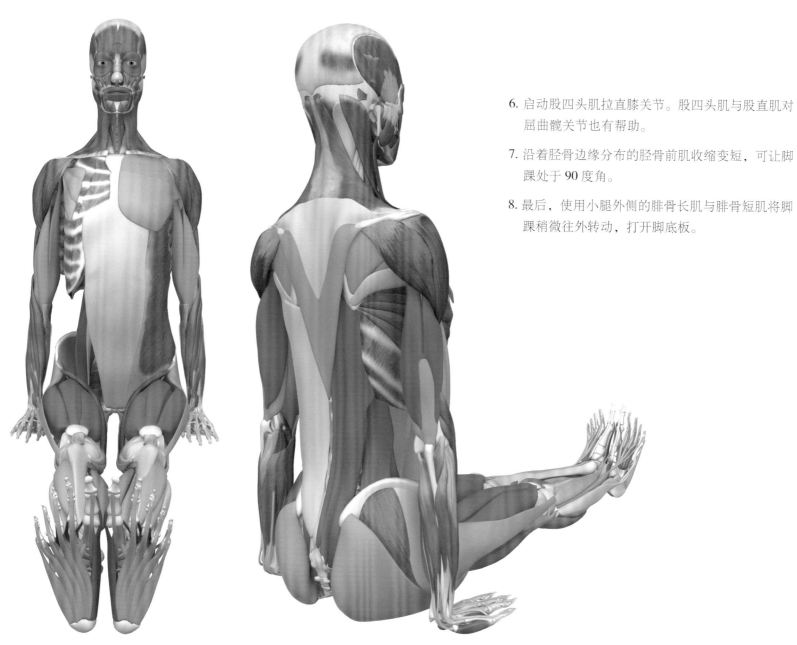

6. 启动股四头肌拉直膝关节。股四头肌与股直肌对
   屈曲髋关节也有帮助。

7. 沿着胫骨边缘分布的胫骨前肌收缩变短，可让脚
   踝处于 90 度角。

8. 最后，使用小腿外侧的腓骨长肌与腓骨短肌将脚
   踝稍微往外转动，打开脚底板。

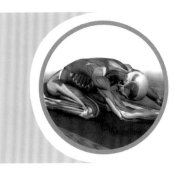

坐姿单脚外翻前弯式
（Trianga Mukhaikapada Paschimottanasana）

这是一个不对称的单脚前弯体位。但与对称体位一样，不对称的体位同样可以让我们觉察到身体的哪个部位需要改善，从而获得协调对称的体态。这个体位需要将身体弯向伸直的那只脚，并启动弯曲那只脚一侧的腰肌与腘旁肌拉动身体。我们可以通过这个不对称的体位来唤醒这些肌群。

协同／活化

弯曲脚

1. 启动大腿后方的腘旁肌来弯曲膝盖，将身体拉往弯曲脚。小腿的腓肠肌可以协助腘旁肌来弯曲膝关节。

2. 启动腰肌屈曲髋关节，并通过将身体拉向弯曲脚的力量，不让身体往前扑倒在伸直脚上。

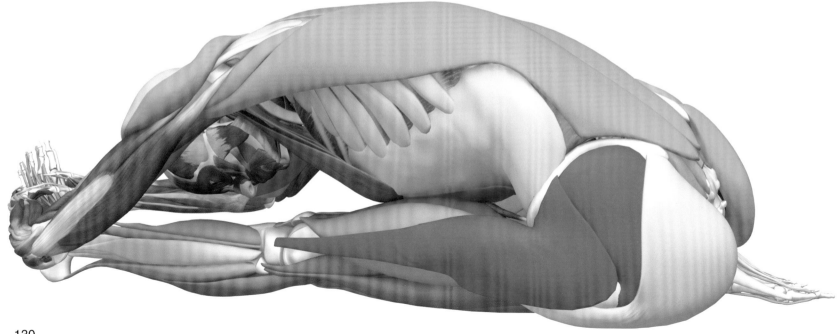

伸直脚

1. 启动腰肌屈曲髋关节。

2. 启动臀中肌与阔筋膜张肌向内转动髋关节，将身体转向弯曲的膝盖。

3. 启动股四头肌拉直膝关节。

4. 大腿内侧的内收肌群将大腿拉往弯曲脚的那一侧。

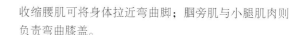

收缩腰肌可将身体拉近弯曲脚；腘旁肌与小腿肌肉则负责弯曲膝盖。

躯干

1. 启动腹部肌肉来弯曲身体。

2. 弯曲躯干，让背部的伸肌产生交互抑制作用来拉长肌肉。

肩膀与手臂

1. 启动肱二头肌弯曲手肘，将躯干拉往伸直脚。

2. 启动三角肌抬高肩膀。

3. 启动背部的中斜方肌和菱形肌，将肩胛骨往脊椎方向拉动。

4. 启动下斜方肌将肩膀拉离颈部。

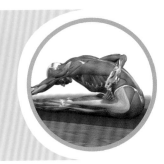

半莲花前弯式
（Ardha Baddha Padma Paschimottanasana）

这个体位将肩膀与对侧的髋部联结在一起。躯干向前弯到伸直的那只脚上，以伸展大腿后方、髋部及背部的肌群。这也是一个不对称的体位，可以帮助我们找出身体两边的失衡部位。

协同／活化

1. 胸肌（附在胸骨与锁骨上的扇形肌肉）、肩胛下肌（位于肩胛骨前面的三角形肌肉）在上臂骨会合，一起将弯曲脚一侧的肩膀向后向内转动。这个动作会伸展到另外两条肌肉，即联结肩胛骨与上臂骨的棘下肌及小圆肌。

2. 后三角肌、大圆肌与背阔肌位于肩膀后方、肋骨下方，这些肌肉均附着在上臂骨。伸展肩膀与手臂，让手可以抓到半莲花式的那只脚，同时，启动往前伸展那只手的三角肌来产生拉力。让手往前握住脚，这样做可以深化这个体位，并伸展股四头肌。

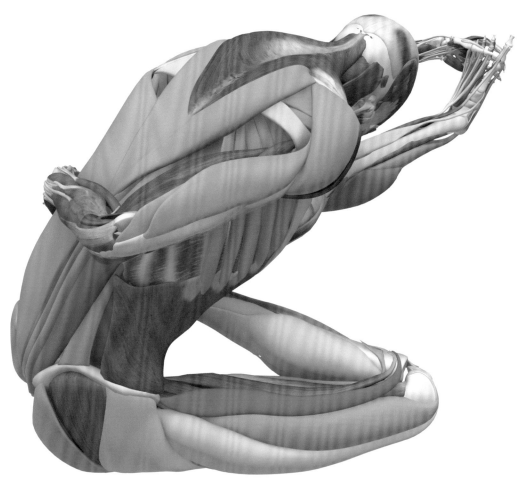

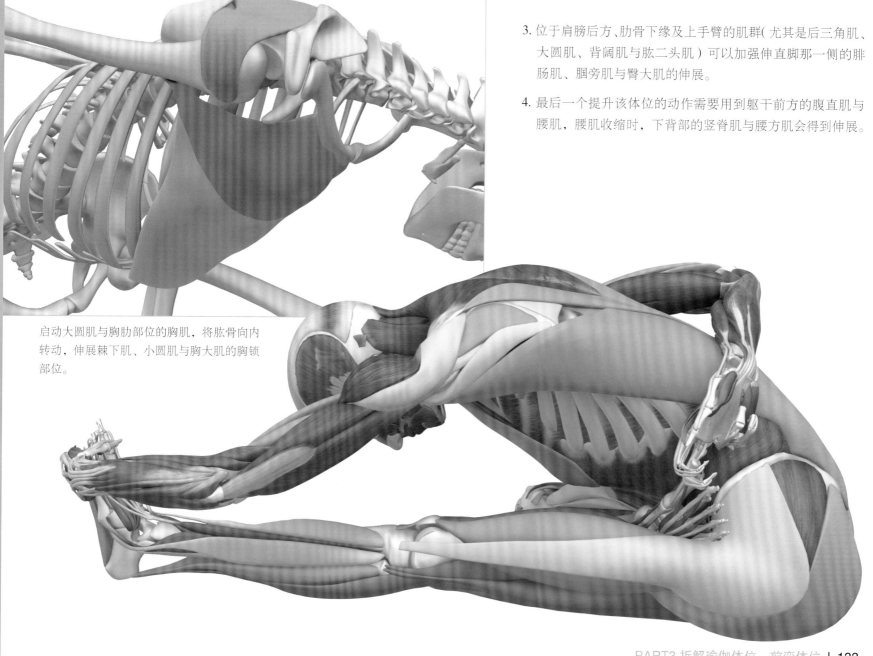

3. 位于肩膀后方、肋骨下缘及上手臂的肌群（尤其是后三角肌、大圆肌、背阔肌与肱二头肌）可以加强伸直脚那一侧的腓肠肌、腘旁肌与臀大肌的伸展。

4. 最后一个提升该体位的动作需要用到躯干前方的腹直肌与腰肌，腰肌收缩时，下背部的竖脊肌与腰方肌会得到伸展。

启动大圆肌与胸肋部位的胸肌，将肱骨向内转动，伸展棘下肌、小圆肌与胸大肌的胸锁部位。

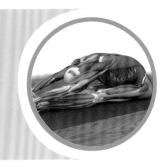

坐姿前弯式（**Paschimottanasana**）

这是对称的前弯体位，可以高强度地、平均地伸展小腿肌群、大腿后方的肌肉、臀部的大肌肉，以及沿着脊椎两侧分布的肌肉。用双手抓住双脚后，通过轻轻拉动来帮助躯干弯曲。上肢与下肢联结在一起，可转移力量用来伸展脊椎与躯干。

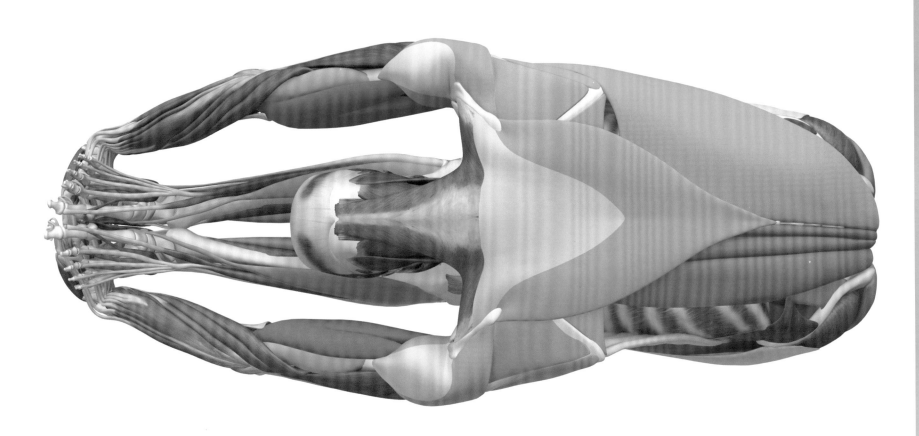

协同／活化

1. 启动腰方肌、耻骨肌、股直肌及缝匠肌来屈曲髋关节，联结大腿骨（股骨）与骨盆。

2. 启动内收肌群并合双脚。

3. 启动股四头肌拉直膝盖，伸展腘旁肌。这个收缩股四头肌的动作可以产生交互抑制作用，放松腿部后面的腘旁肌。

4. 启动胫骨前方的胫骨前肌往上弯曲脚踝，伸展小腿后方的肌群。

5. 启动小腿外侧的腓骨肌群稍微往外转动脚踝，打开脚掌。

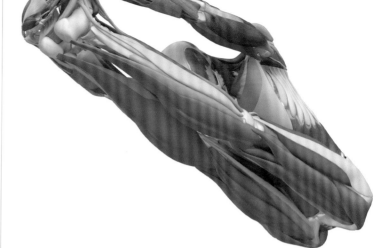

这样的伸展动作可以强化小腿肌肉、腘旁肌与臀大肌。

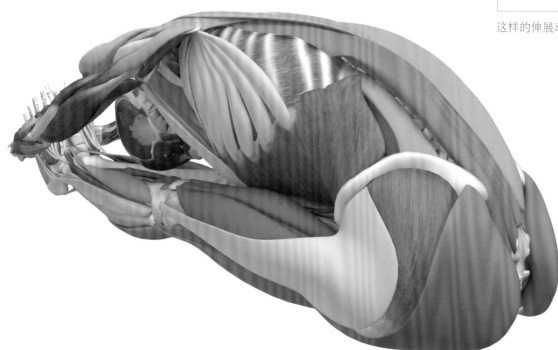

6. 启动腹直肌（从胸部一直往下延伸到耻骨）将躯干弯向膝盖，伸展肩部肌肉。

7. 启动肱二头肌略微弯曲手肘，将躯干拉得更贴近双腿，强化这个伸展体位。

8. 启动肩胛骨的棘下肌与小圆肌将两边肩膀轻轻向外转动，让压住大腿的上半身伸展得更直。

9. 启动菱形肌与斜方肌中束将肩胛骨拉往脊椎方向，扩展胸廓。

10. 启动背部的下斜方肌将肩膀拉离颈部。

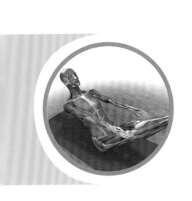

船式（Navasana）

这个姿势很像小船飘浮在水面上，因此称为船式。手臂形成甲板，大腿与身体形成船身。这个姿势以开放链的方式来弯曲躯干，强化髋部与大腿前方的腰肌与股四头肌和腹部肌肉。

协同／活化

1. 启动腰肌、耻骨肌、缝匠肌与股直肌一起来屈曲髋关节、收缩躯干，将双腿抬离地板约 30 度角。

2. 启动腹直肌（从胸部一直延伸到耻骨）弯曲躯干。

3. 稳定收缩股四头肌来拉直膝盖。

4. 大腿内侧的内收肌群将双腿膝盖并在一起。

5. 启动小腿的腓肠肌稍微屈曲脚踝，让脚掌与地板垂直。腓骨长肌与腓骨短肌稍微将脚踝往外翻转，打开双脚脚掌。

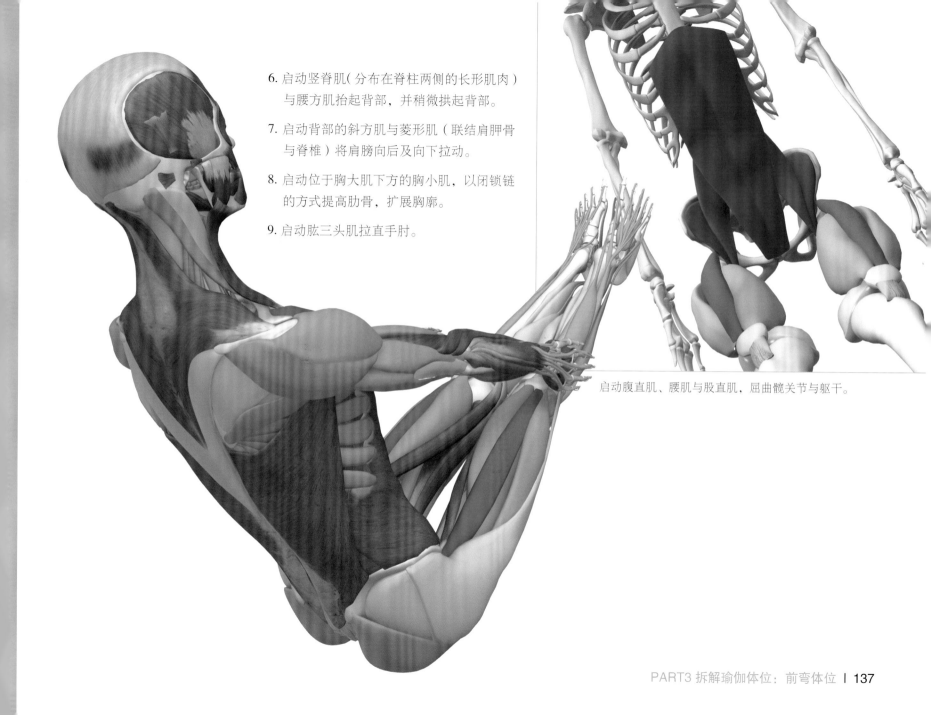

6. 启动竖脊肌（分布在脊柱两侧的长形肌肉）与腰方肌抬起背部，并稍微拱起背部。

7. 启动背部的斜方肌与菱形肌（联结肩胛骨与脊椎）将肩膀向后及向下拉动。

8. 启动位于胸大肌下方的胸小肌，以闭锁链的方式提高肋骨，扩展胸廓。

9. 启动肱三头肌拉直手肘。

启动腹直肌、腰肌与股直肌，屈曲髋关节与躯干。

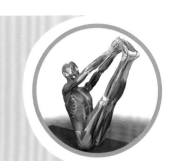

手抓脚趾伸展式（**Paschimottanasana**）

这个体位有时也称为双脚弹起式，它结合了前弯与平衡的动作，让四肢联结在一起，并使用双手与肩膀来深化这个体位。

协同／活化

肩膀与手臂

1. 启动肱二头肌屈曲手肘，将双腿拉往身体方向。

2. 启动菱形肌（联结脊椎与肩胛骨的肌肉）与背部的斜方肌中束将肩胛骨拉往身体中线，扩展胸廓。

3. 收缩背阔肌及肩膀的大圆肌来抬起胸廓。

4. 启动下斜方肌将肩膀往背后拉。

5. 启动棘下肌与小圆肌，一起往外转动肩膀。

躯干

1. 收缩腹部来弯曲躯干。

2. 启动竖脊肌及腰椎的腰方肌，让背部稍微拱起来。

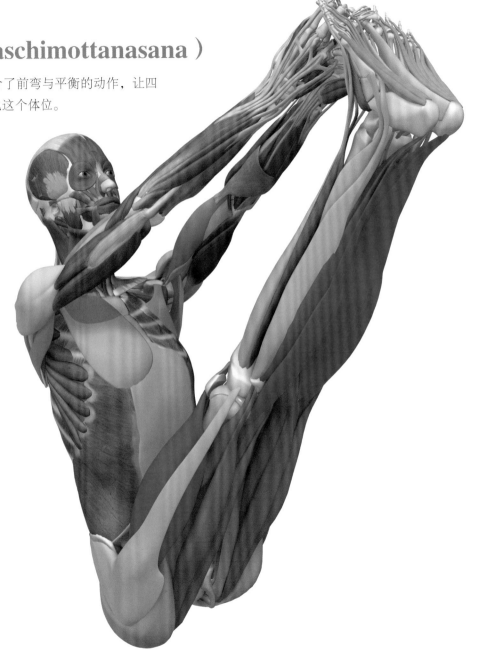

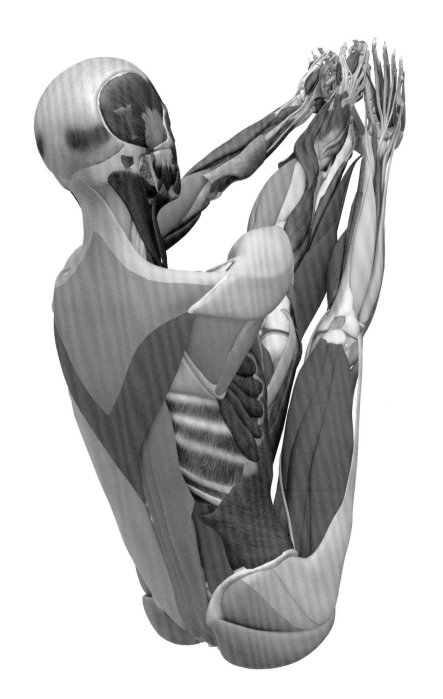

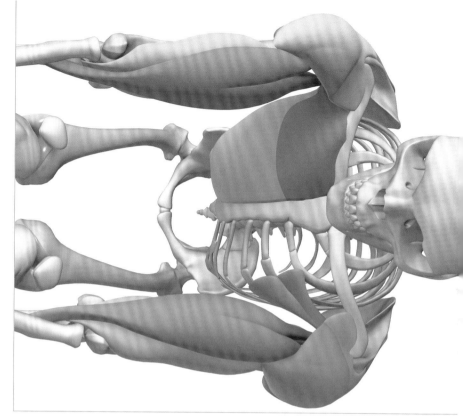

启动胸大肌与胸小肌一起抬起胸部，肱二头肌与髋部屈肌协同作用。这是联结上下肢骨骼来深化体位的一个例子。

骨盆与双脚

1. 启动腰方肌与耻骨肌（联结大腿骨与耻骨）一起屈曲髋关节。

2. 启动大腿前方的股四头肌来拉直双腿。

3. 启动小腿的腓肠肌及比目鱼肌将脚往下弯，以固定住双手抓脚的动作。

4. 启动小腿外侧的腓骨肌，将双脚稍微往外转动。

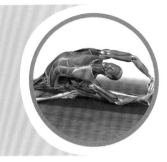

头碰膝扭转前屈伸展式（**Paschimottanasana**）

这个姿势与门闩式类似，差异点在弯曲大腿的方式。这个体位是以单腿伸展头触膝式的方式完成弯曲的。如果想增加大腿内侧内收肌群的伸展强度，可以渐次外展膝盖或将膝盖尽量往后拉。

协同／活化

1. 启动股四头肌来伸展拉直脚的膝盖。

2. 启动腰肌、耻骨肌、股直肌与缝匠肌，屈曲拉直脚这一侧的髋关节。

3. 启动阔筋膜张肌让拉直脚维持在一个中立位置，膝盖骨朝上。

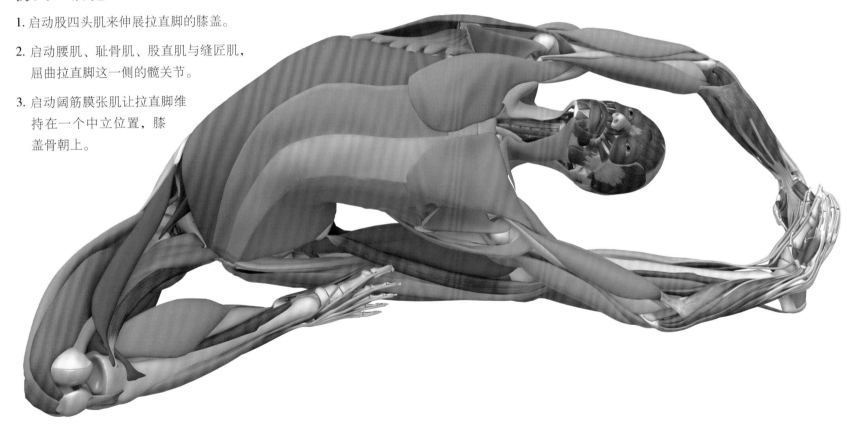

4. 启动弯曲脚的缝匠肌将小腿拉近大腿，把膝盖拉离身体中线，使大腿往外转动。

5. 臀中肌与阔筋膜张肌一起作用，将屈曲的髋关节拉离身体中线，外展并延伸大腿内侧的肌肉。

6. 弯曲脚一侧臀大肌延展并向外转动髋关节。

7. 启动小腿外侧的腓骨长肌与腓骨短肌，将伸直那只脚的脚踝稍微往外转动。稍微往上转动弯曲脚的脚掌，可以和缓地伸展相同的肌群。

8. 启动肩膀前方的前三角肌将肱骨抬高拉离身体，打开胸廓。

9. 启动肱二头肌来弯曲手肘，将躯干拉向伸直的那只脚。

10. 启动棘下肌与小圆肌转动肱骨，以进一步调整姿势。

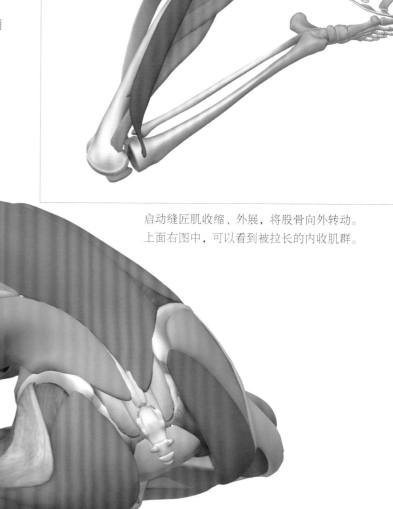

启动缝匠肌收缩、外展，将股骨向外转动。
上面右图中，可以看到被拉长的内收肌群。

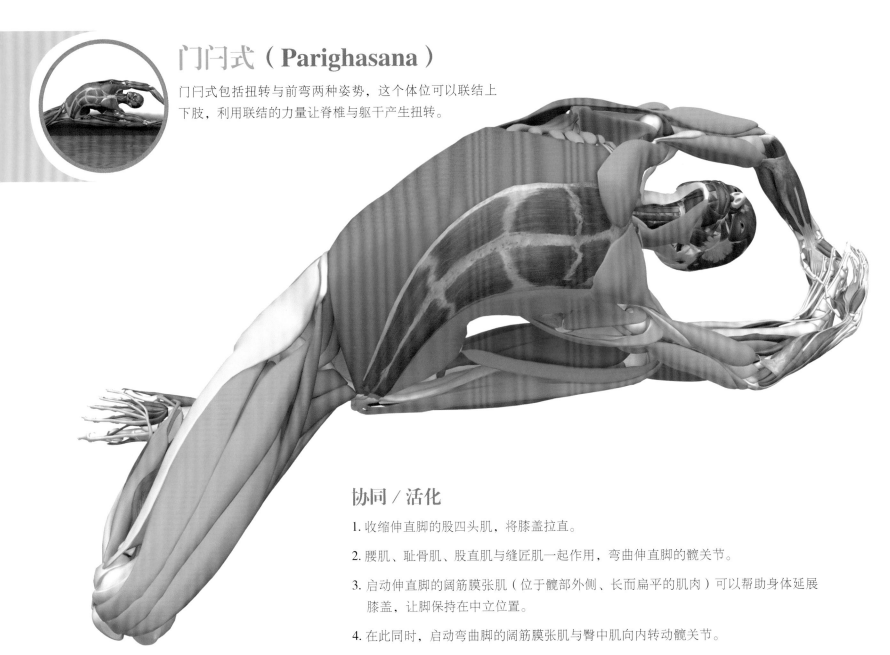

门闩式（Parighasana）

门闩式包括扭转与前弯两种姿势，这个体位可以联结上下肢，利用联结的力量让脊椎与躯干产生扭转。

协同 / 活化

1. 收缩伸直脚的股四头肌，将膝盖拉直。

2. 腰肌、耻骨肌、股直肌与缝匠肌一起作用，弯曲伸直脚的髋关节。

3. 启动伸直脚的阔筋膜张肌（位于髋部外侧、长而扁平的肌肉）可以帮助身体延展膝盖，让脚保持在中立位置。

4. 在此同时，启动弯曲脚的阔筋膜张肌与臀中肌向内转动髋关节。

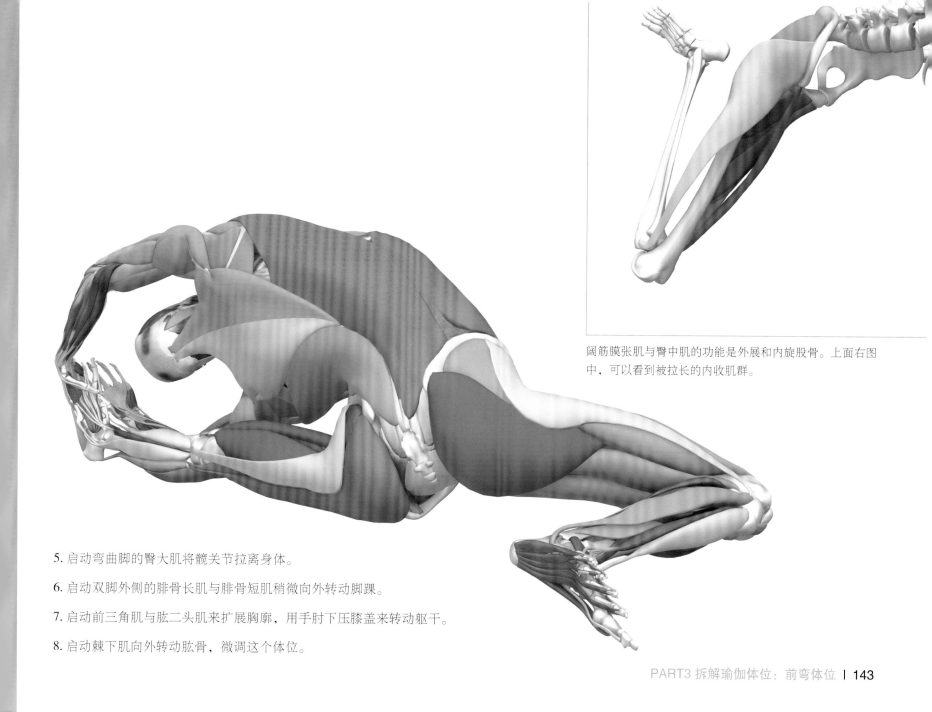

阔筋膜张肌与臀中肌的功能是外展和内旋股骨。上面右图中，可以看到被拉长的内收肌群。

5. 启动弯曲脚的臀大肌将髋关节拉离身体。

6. 启动双脚外侧的腓骨长肌与腓骨短肌稍微向外转动脚踝。

7. 启动前三角肌与肱二头肌来扩展胸廓，用手肘下压膝盖来转动躯干。

8. 启动棘下肌向外转动肱骨，微调这个体位。

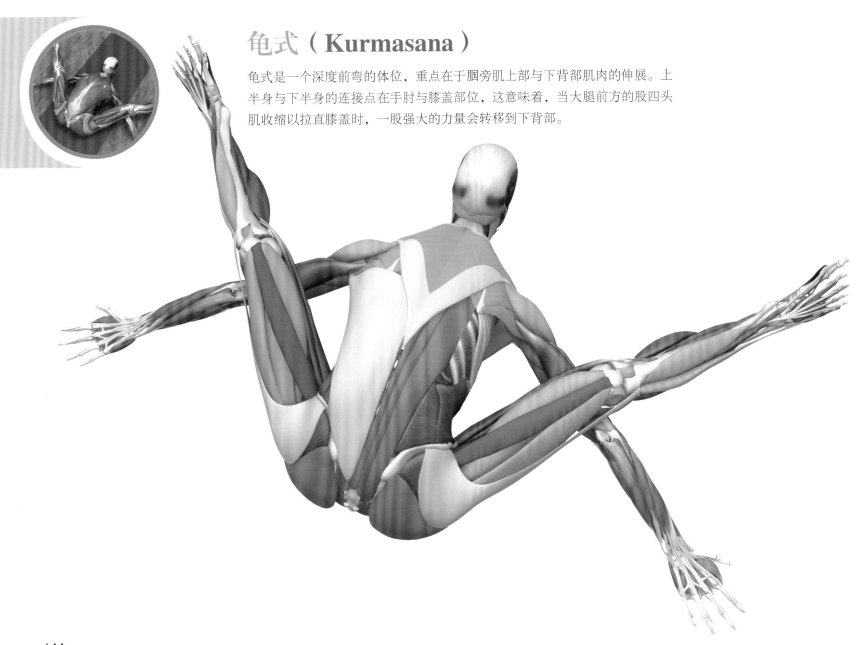

龟式（**Kurmasana**）

龟式是一个深度前弯的体位，重点在于腘旁肌上部与下背部肌肉的伸展。上半身与下半身的连接点在手肘与膝盖部位，这意味着，当大腿前方的股四头肌收缩以拉直膝盖时，一股强大的力量会转移到下背部。

协同／活化

1. 启动股四头肌拉直膝盖，将手肘向下压。这个动作会直接拉伸臀部下方的腘旁肌，而下背部的竖脊肌及腰方肌也会间接地得到伸展。

2. 在开始练习这个体位时，要先收缩肱二头肌、前三角肌及胸大肌，而当背部肌肉伸展时则要放松上面这些肌群，让身体更弯曲。

3. 当肱三头肌拉直手肘时，肩膀后方的后三角肌向外伸展肩膀，以深化这个体位。

4. 启动大腿上方的腰肌来屈曲髋部。

5. 启动胫骨外侧的胫骨前肌将脚踝弯向胫骨，再启动腓骨肌外翻脚踝，打开脚底板。

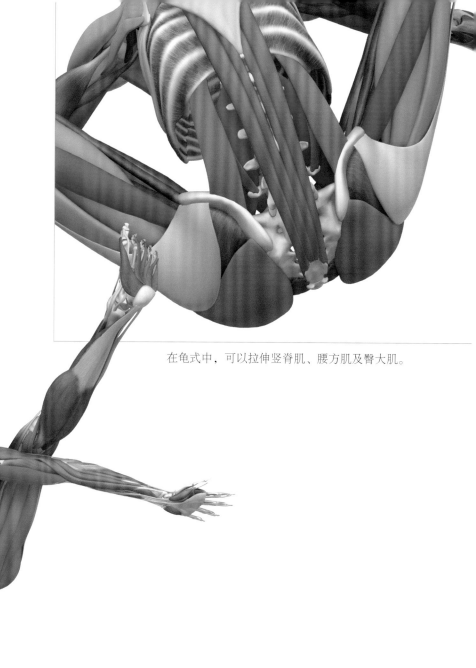

在龟式中，可以拉伸竖脊肌、腰方肌及臀大肌。

6 扭转体位

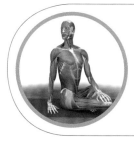

坐姿扭转式
Seated Twist
见 148 页

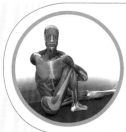

圣哲马里奇第三式
Marichyasana III
见 150 页

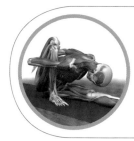

圣哲马里奇第一式
Marichyasana I
见 152 页

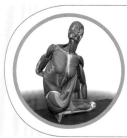

半鱼王式
Ardha Matsyendrasana
见 154 页

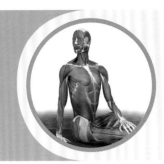

坐姿扭转式（Seated Twist）

坐姿扭转式可以当作预备体位，或是在练习后弯或前弯体位之后缓解肌肉紧绷的放松体位。

协同／活化

1. 启动竖脊肌与腰方肌挺直躯干，并稍微拱起背部。

2. 背阔肌、后三角肌、肱三头肌与腹部肌肉一起合作转动躯干。

3. 肱二头肌、胸部的上胸肌、肩膀前方的前三角肌一起合作，将身体转向同一边。

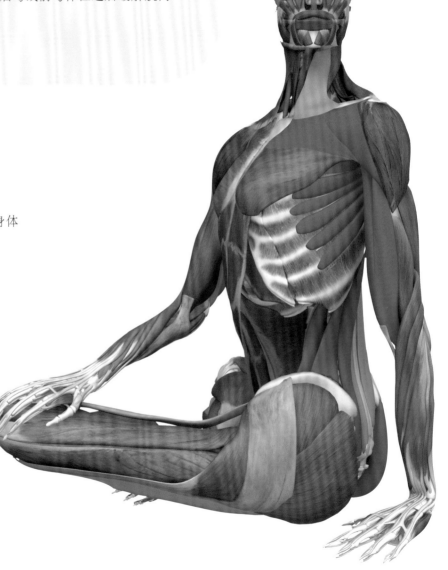

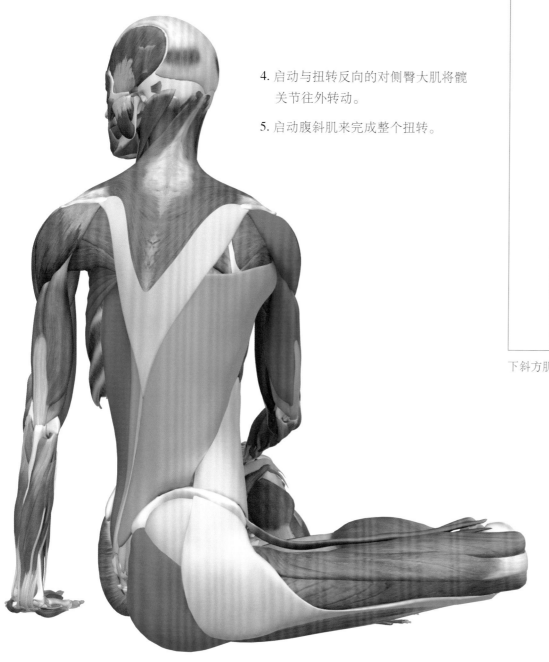

4. 启动与扭转反向的对侧臀大肌将髋关节往外转动。

5. 启动腹斜肌来完成整个扭转。

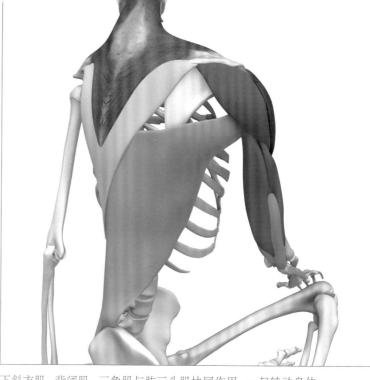

下斜方肌、背阔肌、三角肌与肱三头肌协同作用，一起转动身体。

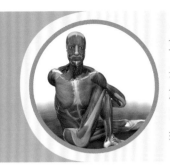

圣哲马里奇第三式（Marichyasana III）

圣哲马里奇第三式是一个扭转体位，上半身向外旋转，而下半身则向内旋转。这意味着旋转肌群可以获得更彻底的伸展，让姿势做得更到位。比如说，收缩弯曲腿一侧的深层肌肉包括髋部的外旋肌群与臀大肌向外转动股骨，可以让扭转姿势做得更到位。

协同／活化

1. 启动后三角肌将肩膀向后延展，远离身体，伸展前三角肌。

2. 启动肱三头肌伸展手肘，使手肘远离身体。

3. 启动背部的下斜方肌将肩膀拉离颈部。

4. 斜方肌中束与菱形肌一起作用，联合肩胛骨与脊椎，将肩膀拉往身体中线，以扩展胸廓。

5. 启动胸小肌抬升下肋骨。

6. 启动腹斜肌来增加躯干的扭转强度。

7. 启动髋部的腰肌和耻骨肌收紧弯曲脚。

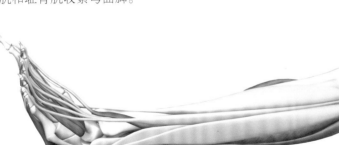

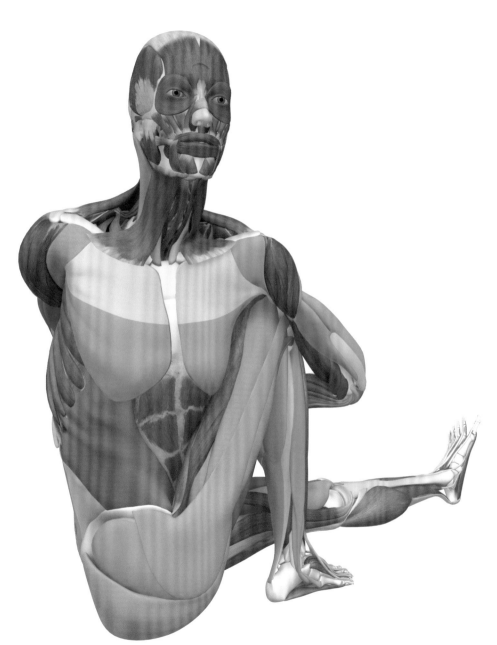

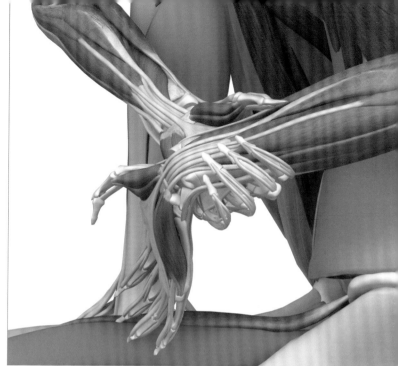

使用手腕伸肌弯曲手腕，固定握住手腕的另一只手。

8. 启动臀中肌及阔筋膜张肌（位于臀部的深层肌肉）向内转动股骨。这两束肌肉将髋关节拉离身体中线，使其外展。这个动作将膝盖外侧往手臂方向下压，以强化扭转强度。

9. 启动弯曲脚的腘旁肌（位于大腿后侧）来转动髋关节。

10. 启动伸直脚的股四头肌来拉直膝盖，使用胫骨前方的胫骨前肌让脚弯向胫骨方向。

11. 启动位于小腿外侧的腓骨长肌与腓骨短肌将脚踝外翻，让脚稍微往外转，以打开脚底板。

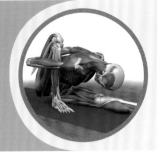

圣哲马里奇第一式（Marichyasana I）

圣哲马里奇第一式与第三式的身体转向刚好相反。第一式要将上半身向内转，下半身则向外转。这样做可以活化转动的肌肉群，让体位做得更到位。动作中转动的肌群包括肩旋转肌群、髋关节的旋转肌群及腘旁肌。

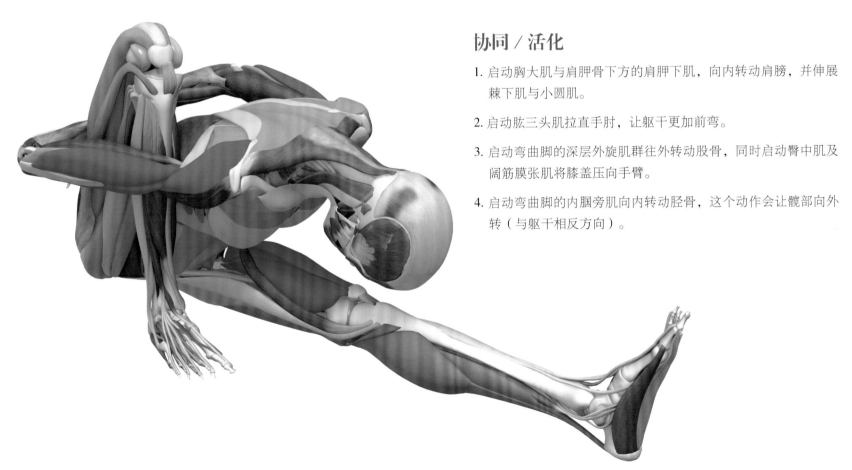

协同／活化

1. 启动胸大肌与肩胛骨下方的肩胛下肌，向内转动肩膀，并伸展棘下肌与小圆肌。

2. 启动肱三头肌拉直手肘，让躯干更加前弯。

3. 启动弯曲脚的深层外旋肌群往外转动股骨，同时启动臀中肌及阔筋膜张肌将膝盖压向手臂。

4. 启动弯曲脚的内腘旁肌向内转动胫骨，这个动作会让髋部向外转（与躯干相反方向）。

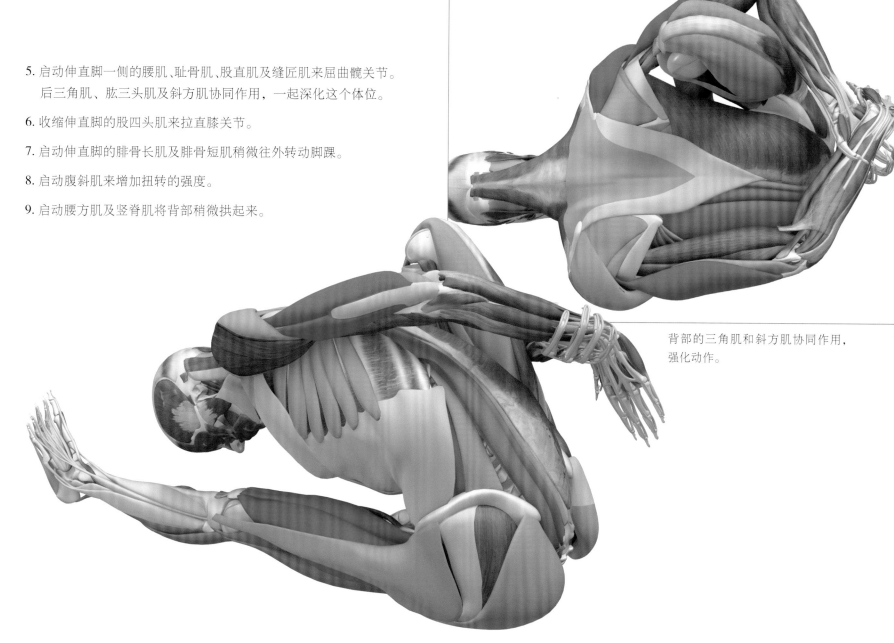

5. 启动伸直脚一侧的腰肌、耻骨肌、股直肌及缝匠肌来屈曲髋关节。后三角肌、肱三头肌及斜方肌协同作用，一起深化这个体位。

6. 收缩伸直脚的股四头肌来拉直膝关节。

7. 启动伸直脚的腓骨长肌及腓骨短肌稍微往外转动脚踝。

8. 启动腹斜肌来增加扭转的强度。

9. 启动腰方肌及竖脊肌将背部稍微拱起来。

背部的三角肌和斜方肌协同作用，强化动作。

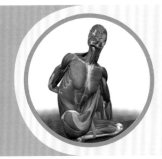

半鱼王式（Ardha Matsyendrasana）

这个扭转体位让人联想到鲑鱼溯流而上时扭转鱼身的样子，因此命名为半鱼王式。这个体位运用的是前方手臂与脚部联结产生的能量，以及背后的手联结大腿时所产生的能量。本页及下页插图显示的是中级程度的扭转方法，使用辅助带将后面的手拉向大腿。

协同／活化

1. 启动前方手臂的肱二头肌和肱肌，联合胸大肌来深化躯干扭转的强度。

2. 将阔筋膜张肌的外展力量施加在膝关节上，使之贴紧背后的手臂。

3. 启动后三角肌来伸展肩膀，将肱骨推向膝盖，以扩展胸廓。

4. 启动胸肌与肩胛下肌，向内转动背后那只手的肩膀，伸展棘下肌与小圆肌。

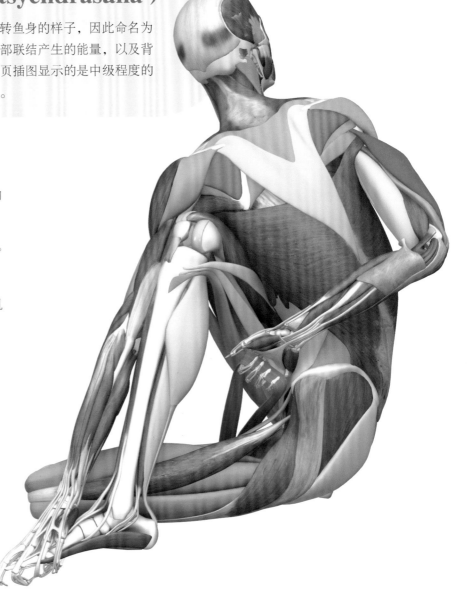

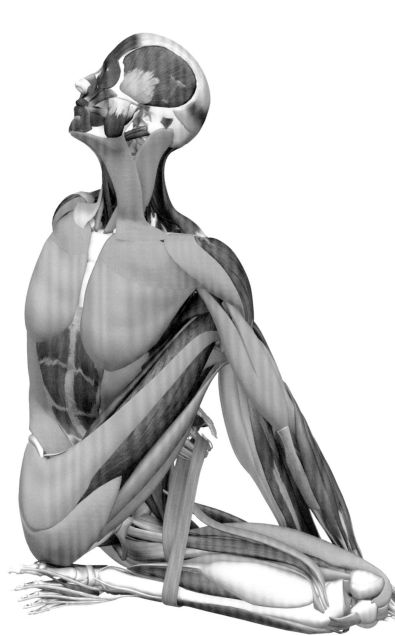

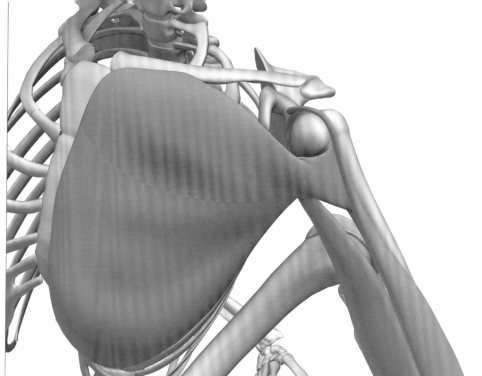

肱二头肌与胸肋部位的胸大肌可以发挥杠杆作用来撑住躯干，让扭转姿势更深入。

5. 启动背部浅层的下斜方肌，将肩膀向下拉离颈部。

6. 启动斜方肌中束与菱形肌，将肩胛骨往脊椎方向拉动以扩展胸廓。

7. 启动小腿上的两束肌肉（腓肠肌与比目鱼肌）将脚底压向手部，使姿势保持平稳。

8. 启动腹斜肌来加深躯干的扭转。

7 后弯体位

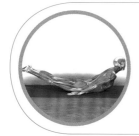

蝗虫式
Salabhasana
见 158 页

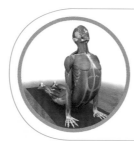

上犬式
Urdhva
Mukha Svanasana
见 160 页

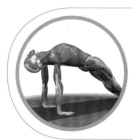

前拉式
Purvottanasana
见 162 页

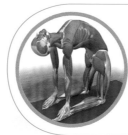

驼式
Ustrasana
见 164 页

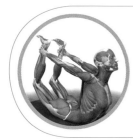

弓式
Dhanurasana
见 166 页

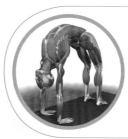

轮式
Urdhva Dhanurasana
见 168 页

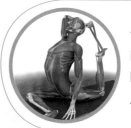

鸽王式一
Eka Pada
Rajakapotasana I
见 170 页

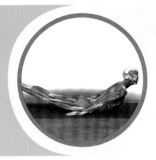

蝗虫式（Salabhasana）

蝗虫式可以强化拱起背部的肌肉群，包括脊椎两侧的竖脊肌、下背部的腰方肌、横走于上背部的下斜方肌，还有臀大肌及腘旁肌。这个体位可以当作其他后弯体位（比如轮式及驼式）的预备动作，练习它可以让脊椎有更大的伸展空间。

协同／活化

1. 启动臀大肌来延展髋关节，使骨盆向下倾斜形成后屈姿势。

2. 启动大腿后方的腘旁肌向外并向上延展髋关节，同时抬起膝盖。

3. 启动大腿内侧的内收肌群向外伸展髋关节，将双膝合在一起。

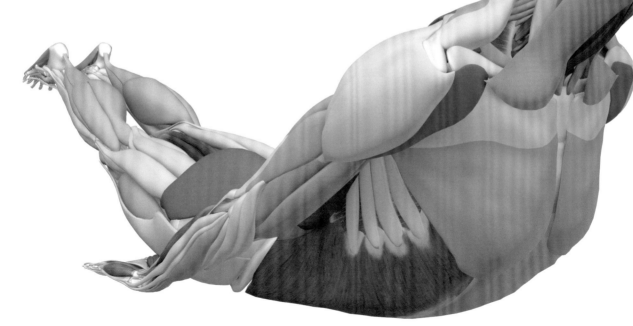

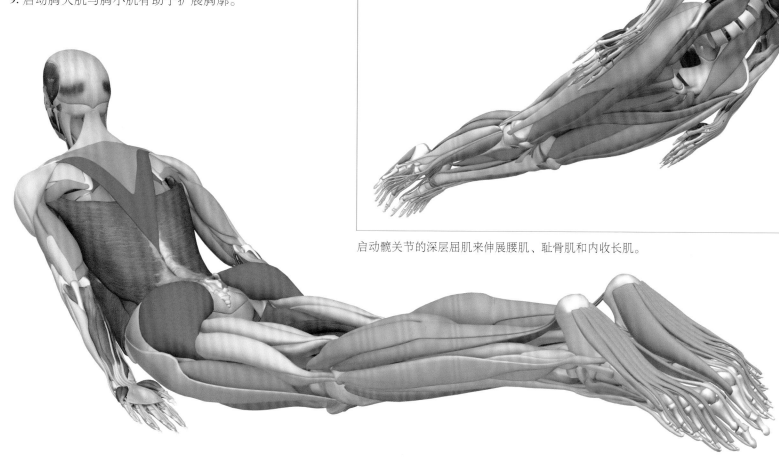

4. 启动股四头肌拉直膝盖。

5. 启动脊椎两侧的竖脊肌来拱起背部。

6. 启动横跨背部的下斜方肌将肩膀往后下方拉动。

7. 启动后三角肌将肩膀往脊椎方向伸展。

8. 启动肱三头肌拉直手肘。

9. 启动胸大肌与胸小肌有助于扩展胸廓。

启动髋关节的深层屈肌来伸展腰肌、耻骨肌和内收长肌。

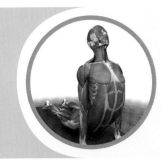

上犬式（**Urdhva Mukha Svanasana**）

这个后弯体位是拜日式与动瑜伽®的组成部分之一，也可以单独做上犬式来扩展胸廓、强化双臂，同时调整背部的伸展肌群。

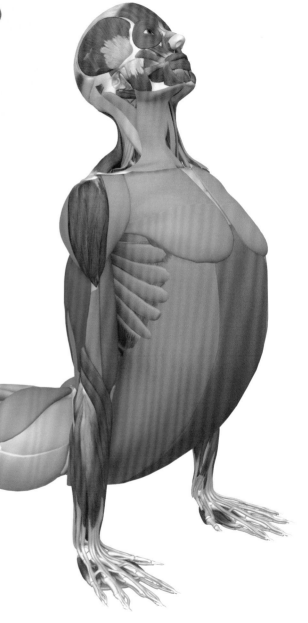

协同／活化

肩膀与手臂

1. 启动上臂后方的肱三头肌来拉直手肘。

2. 启动后三角肌将肩膀往后拉动，伸展肱骨、打开胸廓并伸展胸大肌。

3. 启动肩胛骨后方的棘下肌与小圆肌，将肩膀向外转动以扩展胸廓。

4. 启动下斜方肌将肩膀往背部方向下拉，远离耳朵。

5. 启动胸大肌下方抬高胸廓。

躯干

1. 启动脊椎两侧的竖脊肌来拱起背部。

2. 启动臀肌、腰肌及腹部肌肉一起稳定骨盆，保护背部。

④ 动瑜伽（Vinysasa flow）又称串联瑜伽，在每次吸气或呼气时，从一个动作转换到另一个动作。

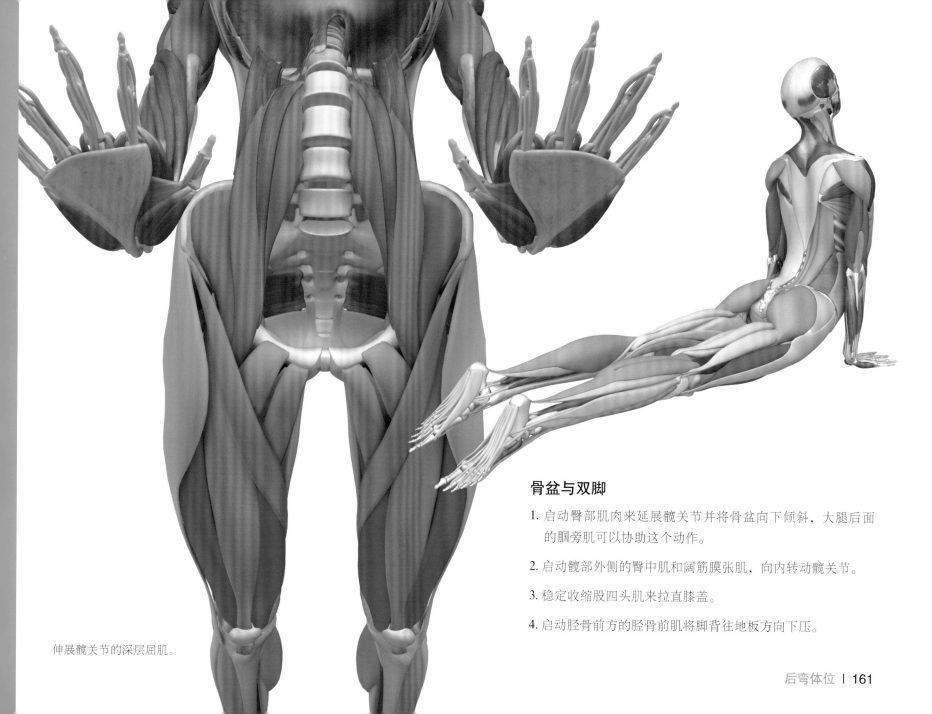

伸展髋关节的深层屈肌。

骨盆与双脚

1. 启动臀部肌肉来延展髋关节并将骨盆向下倾斜，大腿后面的腘旁肌可以协助这个动作。

2. 启动髋部外侧的臀中肌和阔筋膜张肌，向内转动髋关节。

3. 稳定收缩股四头肌来拉直膝盖。

4. 启动胫骨前方的胫骨前肌将脚背往地板方向下压。

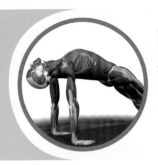

前拉式（**Purvottanasana**）

前拉式是后弯体位，能够延展肩膀部位，与驼式属于同一类体位。
在前拉式中，不用大幅延展髋关节，重点是伸展肩膀。

协同／活化

1. 启动后三角肌将肩膀向后延展，将肩膀拉离
躯干方向。这样做可以高强度地伸展肩膀
的前三角肌、胸部的胸大肌以及上臂的
肱二头肌。

2. 使用肱三头肌拉直手肘，让肱二
头肌的长度变长。

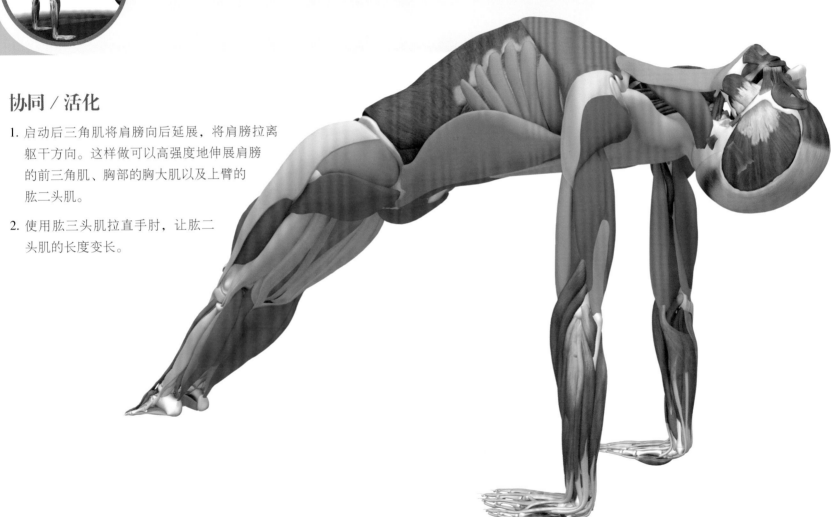

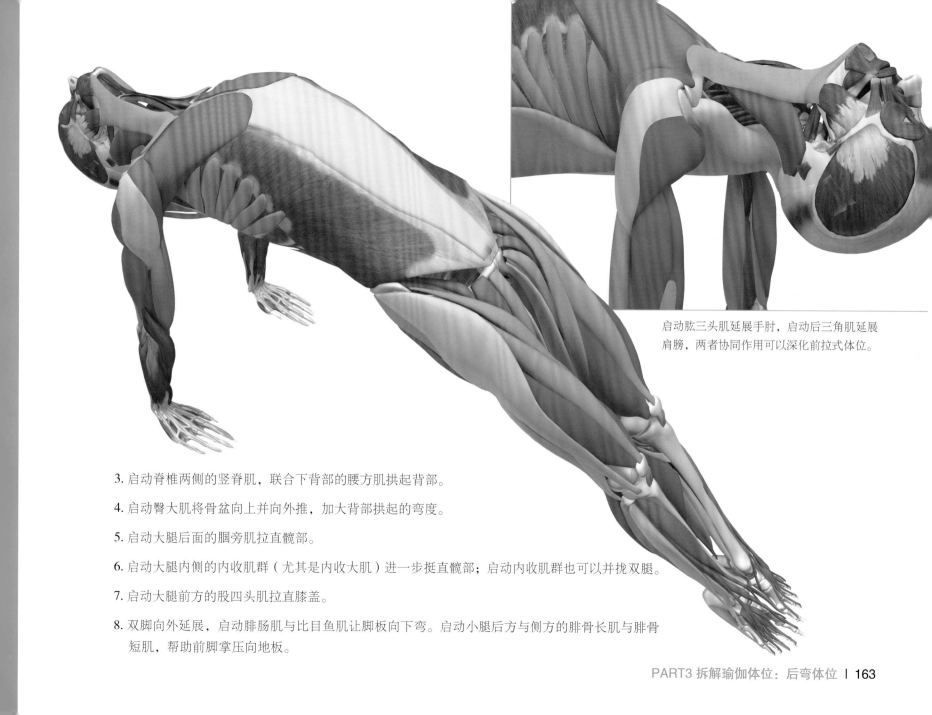

启动肱三头肌延展手肘，启动后三角肌延展
肩膀，两者协同作用可以深化前拉式体位。

3. 启动脊椎两侧的竖脊肌，联合下背部的腰方肌拱起背部。

4. 启动臀大肌将骨盆向上并向外推，加大背部拱起的弯度。

5. 启动大腿后面的腘旁肌拉直髋部。

6. 启动大腿内侧的内收肌群（尤其是内收大肌）进一步挺直髋部；启动内收肌群也可以并拢双腿。

7. 启动大腿前方的股四头肌拉直膝盖。

8. 双脚向外延展，启动腓肠肌与比目鱼肌让脚板向下弯。启动小腿后方与侧方的腓骨长肌与腓骨
   短肌，帮助前脚掌压向地板。

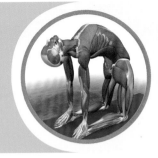

驼式（Ustrasana）

这是一个后弯体位，在这个体位中肩膀要向后延展，就像前面介绍的前拉式一样。双手压在双脚脚底，联接四肢，是类似于弓式的动作。

协同／活化

1. 启动菱形肌（联结脊椎与肩胛骨）、中斜方肌及下斜方肌，将肩膀向后下方拉。

2. 启动胸部上方的胸小肌抬起肋骨。

3. 启动肩膀后方的后三角肌延展上臂。

4. 启动上臂后方的肱三头肌拉直手肘。

5. 手腕弯离身体方向。

6. 启动臀大肌与大腿后方的腘旁肌拉直髋关节。

7. 大腿内侧的内收肌群施力拉直髋关节，将股骨拉近身体方向。

8. 启动髋部外侧的阔筋膜张肌和臀中肌，将股骨往内转，这个动作可以缓冲臀大肌向外转动大腿的力量。

9. 启动大腿前方的股四头肌，拉直膝盖，让股骨与地板保持90度角。

10. 启动小腿的腓肠肌和比目鱼肌，将脚踝弯离胫骨方向。

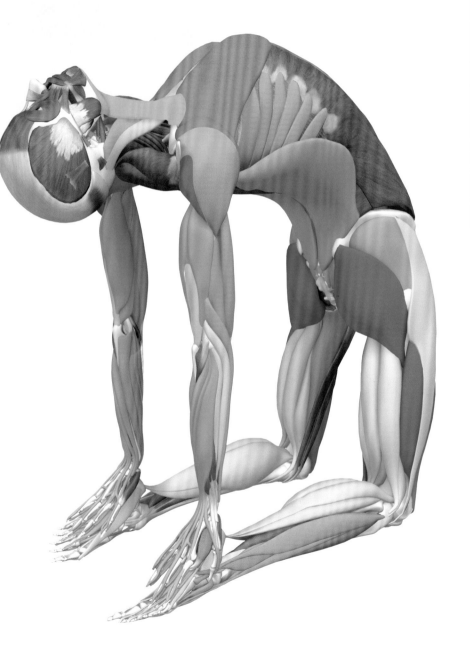

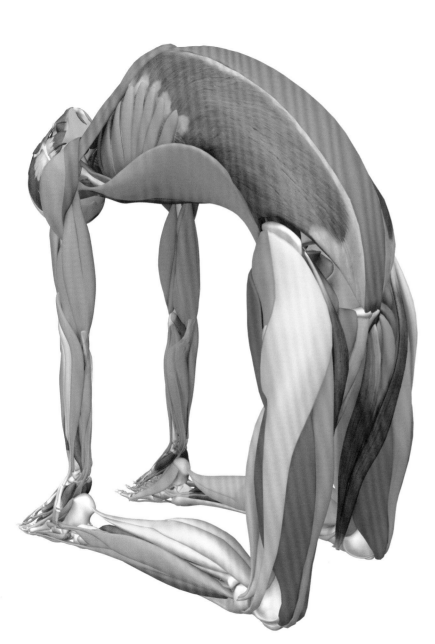

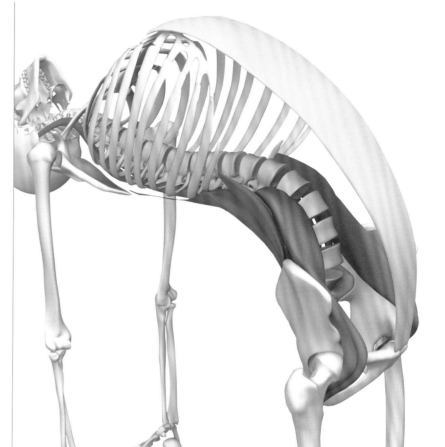

腰肌和腰方肌有保护腰椎的作用。轻轻收缩腹直肌会产生"腹部气囊效应"，将腹部脏器压向脊椎方向，可为腰椎提供更多的保护。

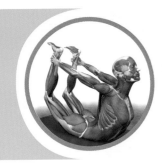

弓式（**Dhanurasana**）

在这个体位中，躯干与双脚作出弯弓的形状，双手充当弓弦。收缩背部肌肉，可以舒张扮演弓弦的双手。持续启动身体前方的肌肉，让弓形保持紧绷。手肘弯得更大可以拉动弓弦，弯曲弓形的身体。

协同／活化

1. 后三角肌（位于肩膀后方）及肱三头肌（在上臂后方）一起延展手肘，让双手可以捉住脚踝。这个动作联结了弓与弓弦。肱二头肌弯曲手肘，绷紧弓弦，将身体变成弓形。

2. 启动大腿后方的腘旁肌来弯曲膝盖，将脚踝带往双手位置。

3. 启动胫骨前方的胫骨前肌，将脚踝弯向胫骨方向；小腿外侧的腓骨长肌与腓骨短肌稍微往外转动脚踝。这些动作可以维持手与脚的联结。

4. 启动背部的下斜方肌和联结肩胛骨与脊椎的菱形肌，将肩膀往后下方拉，以扩展胸廓。

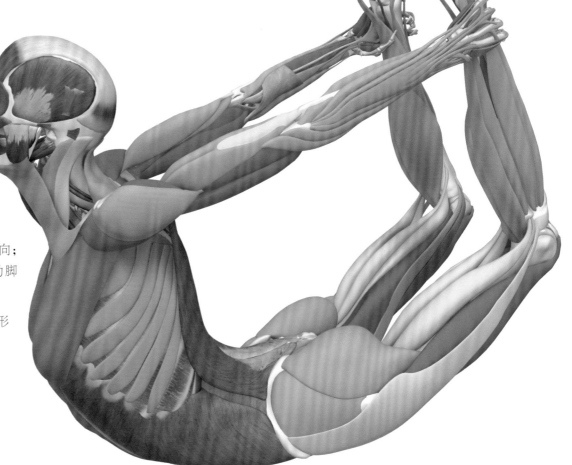

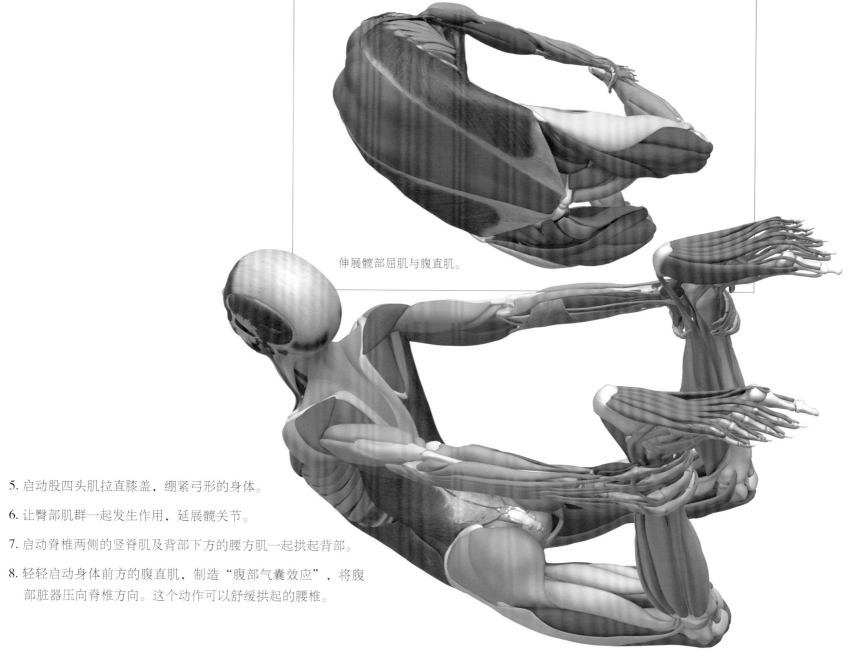

伸展髋部屈肌与腹直肌。

5. 启动股四头肌拉直膝盖，绷紧弓形的身体。

6. 让臀部肌群一起发生作用，延展髋关节。

7. 启动脊椎两侧的竖脊肌及背部下方的腰方肌一起拱起背部。

8. 轻轻启动身体前方的腹直肌，制造"腹部气囊效应"，将腹部脏器压向脊椎方向。这个动作可以舒缓拱起的腰椎。

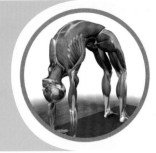

轮式（**Urdhva Dhanurasana**）

后弯体位的轮式让肩膀能够完全弯向头部，与弓式的
不同之处在于，轮式的肩膀弯离了身体方向，因此其
伸展活动的肌肉与弓式不一样。

协同／活化

肩膀与手臂

1. 启动上臂后方的肱三头肌，拉直手肘。收缩上臂肌肉
   的长头，向外转动肩胛骨，帮助肩膀球窝关节内的肱
   骨头保持稳定。

2. 启动前三角肌让肩膀弯向地板方向。

3. 启动棘下肌与小圆肌（在肩胛骨与肩膀后方）往外转
   动肩膀。

4. 启动背部的上斜方肌抬升肩胛带。

5. 斜方肌中束与菱形肌（联结脊椎与肩胛骨的肌肉）一
   起合作将肩胛骨拉往身体中线。

6. 启动下斜方肌将肩膀拉离颈部方向。

7. 启动手腕的伸展肌群将手腕弯向前臂方向。

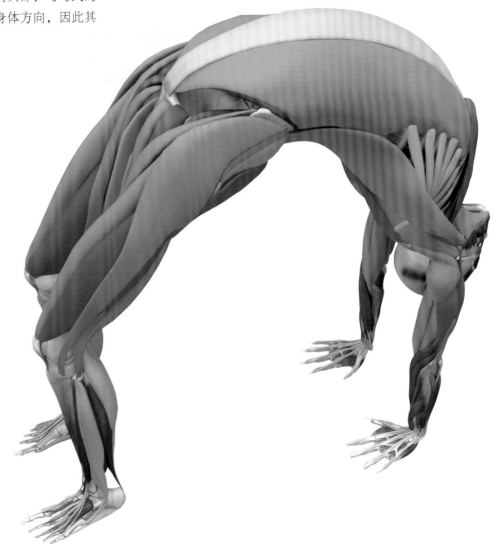

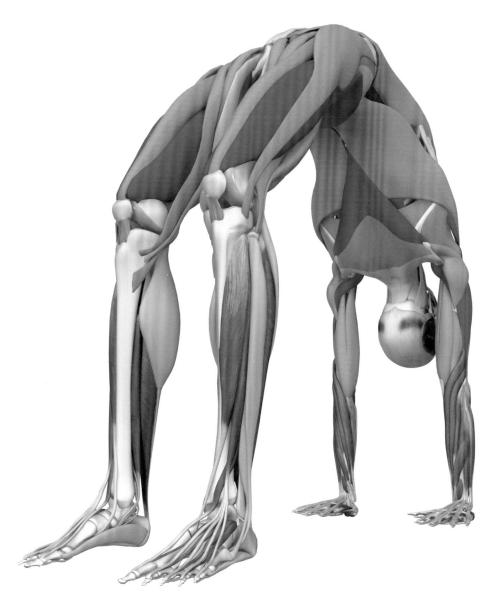

躯干

1. 启动脊椎两侧的竖脊肌拱起背部。

2. 背部的腰方肌和大腿上方的腰肌一起作用，稳定下背部。

3. 轻轻收缩腹直肌（从胸部延伸到耻骨），制造"腹部气囊效应"，给背部提供更多的保护。

骨盆与双脚

1. 启动臀大肌与大腿后方的腘旁肌一起延展髋关节。

2. 阔筋膜张肌（在髋部外侧）与臀大肌（位于臀部深处）一起作用将髋部及股骨往内转动。

3. 启动大腿内侧的内收肌群，拉直股骨，将两边股骨拉向身体方向。

4. 启动大腿前方的股四头肌，拉直膝盖。

5. 启动小腿外侧的腓骨肌，稍微往外转动脚踝。

6. 启动小腿的腓肠肌与比目鱼肌将双脚往下压，保持姿势的平稳。

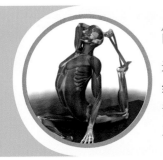

鸽王式一（Eka Pada Rajakapotasana I）

这是瑜伽的进阶后弯体位,右图中是使用辅助带拉脚的情况。练习这一体位时,要特别注意胸部,通过启动胸小肌（在胸部上方）及菱形肌（联结脊椎和肩胛骨）,可以帮助身体挺直并扩展胸廓。

协同／活化

1. 启动下列肌群往外转动前脚：股骨前方的腰肌、联结骨盆与股骨的缝匠肌、大腿的深层外旋肌群——这几束肌肉都具有转动的能力。

2. 髋关节向外转动时,前脚的阔筋膜张肌与臀中肌会拉长。

3. 启动缝匠肌与臀中肌,将股骨拉离身体中线。

4. 启动前脚的腘旁肌弯曲膝盖。

5. 启动后脚的臀大肌将髋关节向前压,让骨盆向下倾并伸展股骨。

6. 臀中肌与阔筋膜张肌一起作用往内转动髋关节。

7. 启动腘旁肌弯曲膝盖,并加大髋关节的伸展幅度。

8. 启动胫肌与腓骨肌（位于胫骨与小腿）弯曲脚踝,同时稍微往外转动脚踝。这些动作创造出一个空间,让我们可以用手抓脚,联结上下肢。

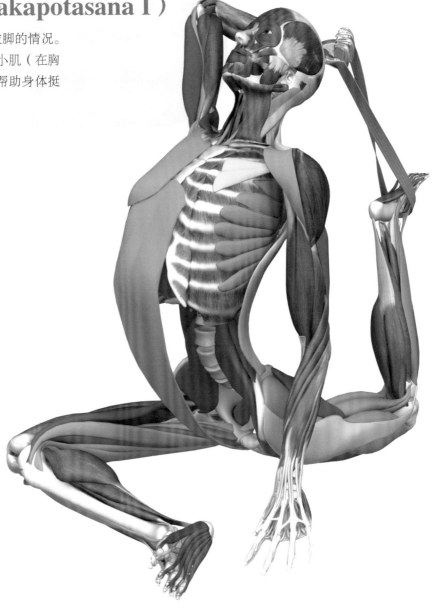

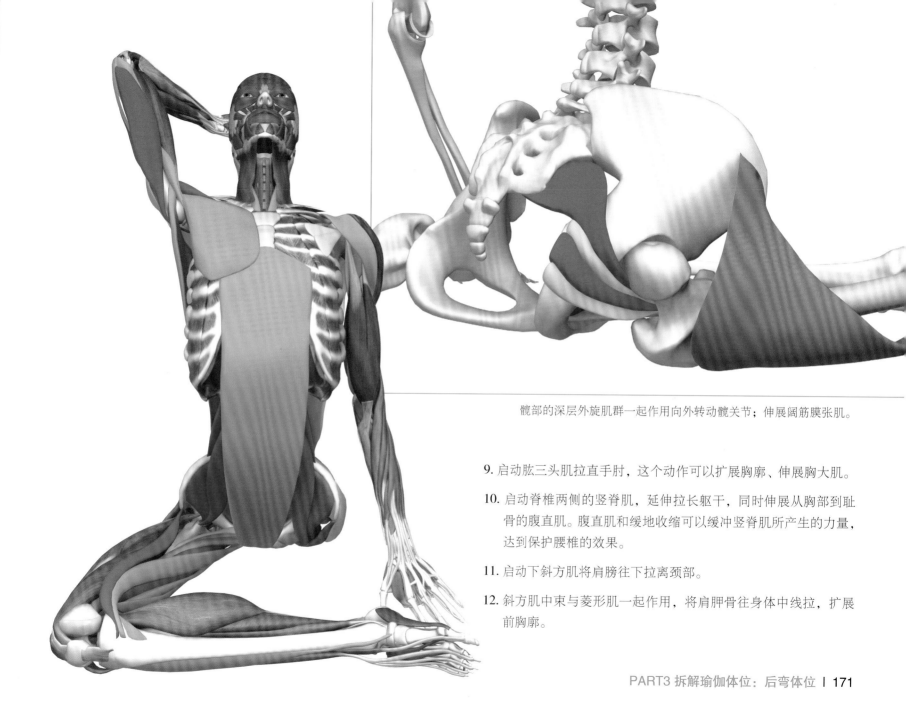

髋部的深层外旋肌群一起作用向外转动髋关节；伸展阔筋膜张肌。

9. 启动肱三头肌拉直手肘，这个动作可以扩展胸廓、伸展胸大肌。

10. 启动脊椎两侧的竖脊肌，延伸拉长躯干，同时伸展从胸部到耻骨的腹直肌。腹直肌和缓地收缩可以缓冲竖脊肌所产生的力量，达到保护腰椎的效果。

11. 启动下斜方肌将肩膀往下拉离颈部。

12. 斜方肌中束与菱形肌一起作用，将肩胛骨往身体中线拉，扩展前胸廓。

8 手臂平衡体位

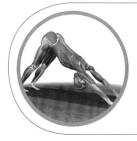

下犬式
Adho Mukha
Svanasana
见 174 页

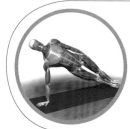

侧棒式
Vasisthasana
见 176 页

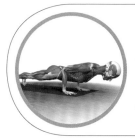

鳄鱼式
Chaturanga
Dandasana
见 178 页

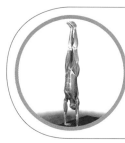

手倒立式
Adho Mukha
Vrksasana
见 180 页

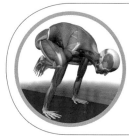

乌鸦式
Bakasana
见 182 页

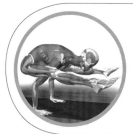

萤火虫式
Titibasana
见 186 页

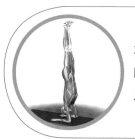

孔雀式
Pincha Mayurasana
见 188 页

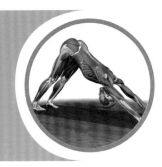

下犬式（Adho Mukha Svanasana）

下犬式是一个半倒立的手臂平衡体位，可以当作恢复姿势来练习，也可以当成练习时恢复到休息状态的过渡姿势。下犬式非常灵活，可以伸展并强化身体的许多不同部位。

协同／活化

肩膀与手臂

1. 启动肱三头肌拉长手肘。

2. 启动前三角肌将肩膀与手臂高举过头。

3. 启动棘下肌与小圆肌，向外转动肩膀。

4. 启动菱形肌与斜方肌中束，将肩胛骨拉往身体中线。

5. 启动下斜方肌将肩膀拉离颈部。

躯干

1. 启动竖脊肌稍微拱起背部。

2. 腰方肌与腰肌一起作用，拱起腰椎。

3. 收缩腹部肌肉将内部脏器往内拉，同时弯曲躯干。

174

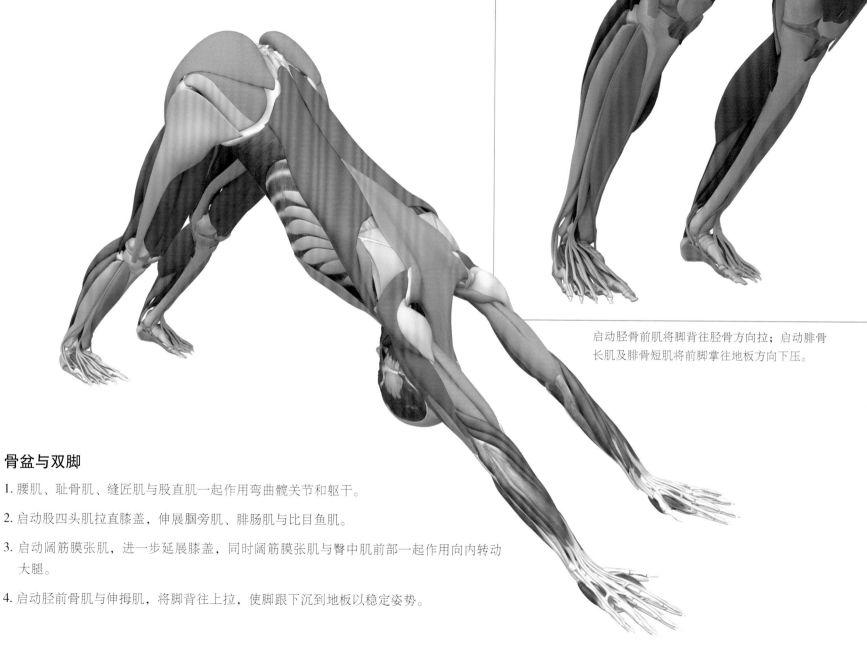

启动胫骨前肌将脚背往胫骨方向拉；启动腓骨长肌及腓骨短肌将前脚掌往地板方向下压。

骨盆与双脚

1. 腰肌、耻骨肌、缝匠肌与股直肌一起作用弯曲髋关节和躯干。

2. 启动股四头肌拉直膝盖，伸展腘旁肌、腓肠肌与比目鱼肌。

3. 启动阔筋膜张肌，进一步延展膝盖，同时阔筋膜张肌与臀中肌前部一起作用向内转动大腿。

4. 启动胫前骨肌与伸拇肌，将脚背往上拉，使脚跟下沉到地板以稳定姿势。

侧棒式（Vasisthasana）

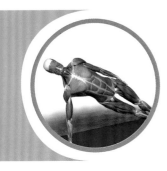

这个体位的梵文是以婆罗门圣哲瓦希斯塔（Vasistha）的名字命名的，这是一个单手平衡的姿势，对独立训练并强化肩膀的深层和浅层肌肉（包括旋转肌群）有很大的作用。这个体位也可以用来强化手腕与手肘的稳定肌群，还可用它锻炼平衡感。

协同／活化

肩膀与手臂

1. 稳定地收缩肱三头肌来撑直手肘，拉长肱二头肌。

2. 启动侧三角肌将手臂拉离体侧；使用前三角肌和后三角肌来调整这个动作。

3. 棘上肌是肩膀的深层肌肉，可帮助侧三角肌将手臂拉离体侧；而棘下肌及小圆肌的作用，则是一起往外转动手臂，同时稳定肩窝内的肱骨头。

4. 在胸锁部位的胸大肌与斜方肌一起作用，稳定上臂与肩胛带。

5. 启动下斜方肌将肩膀带离颈部并扩展胸廓。

6. 启动手臂上方的下胸大肌，将手压往大腿侧边。收缩肱三头肌来拉直手肘。

躯干

1. 启动脊椎两侧的竖脊肌，稍微拱起背部并稳定脊椎。

2. 启动腹直肌可以平衡背部肌肉的动作。

骨盆与双脚

1. 臀小肌、臀中肌与阔筋膜张肌一起作用，将下面那只脚的大腿拉离身体方向。这个动作可以抬高骨盆，并将脚的侧边往下压到地板，以稳定身体的下半部。

2. 启动下面那只脚的腓骨长肌与腓骨短肌（位于小腿），将脚侧下压到地板。这个动作结合髋关节外展肌群（包括臀中肌及阔筋膜张肌）的力量可以稳定大腿。

3. 启动股四头肌来拉直膝盖。

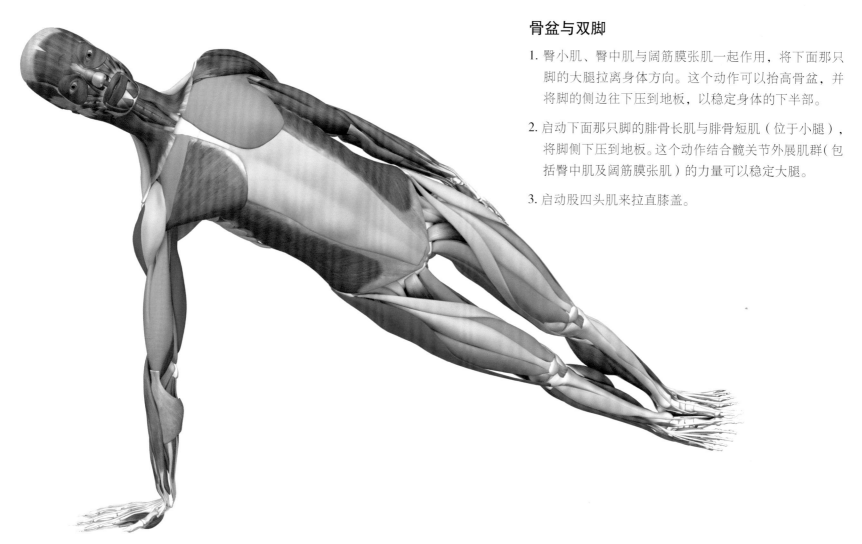

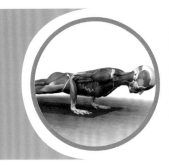

鳄鱼式（Chaturanga Dandasana）

做拜日式或动瑜伽时，从站立前弯式变换到上犬式就会使用这个体位当作过渡姿势。当然，你也可以把鳄鱼式当成独立的体位来练习，每次练习可维持较长时间来强化核心肌群，并启动深层的内部肌肉（即称为锁印的能量收束法）。

协同／活化

1. 前锯肌从胸前两侧的肋骨开始，围绕体侧延伸到肩胛骨的内侧中心线边缘，控制肋骨不让它们往上移动。

2. 菱形肌（联结肩胛骨与脊椎）与斜方肌中束一起作用，将肩胛骨拉往身体中线，结合前锯肌产生的力量，可以稳定肩胛骨及整个肩膀。

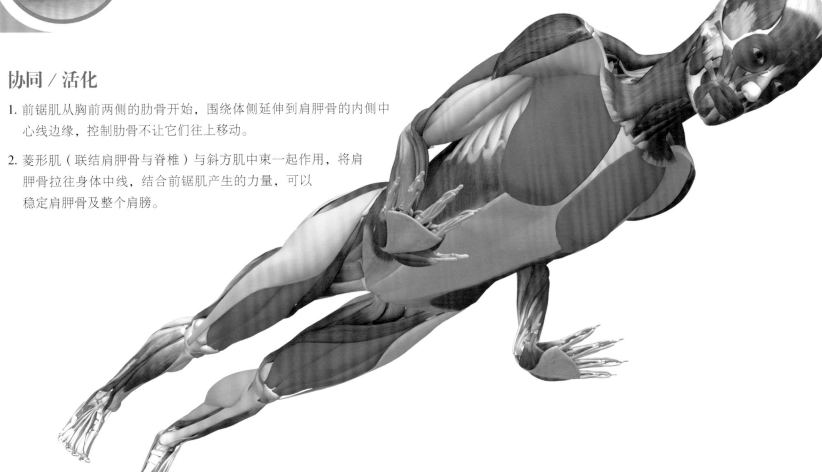

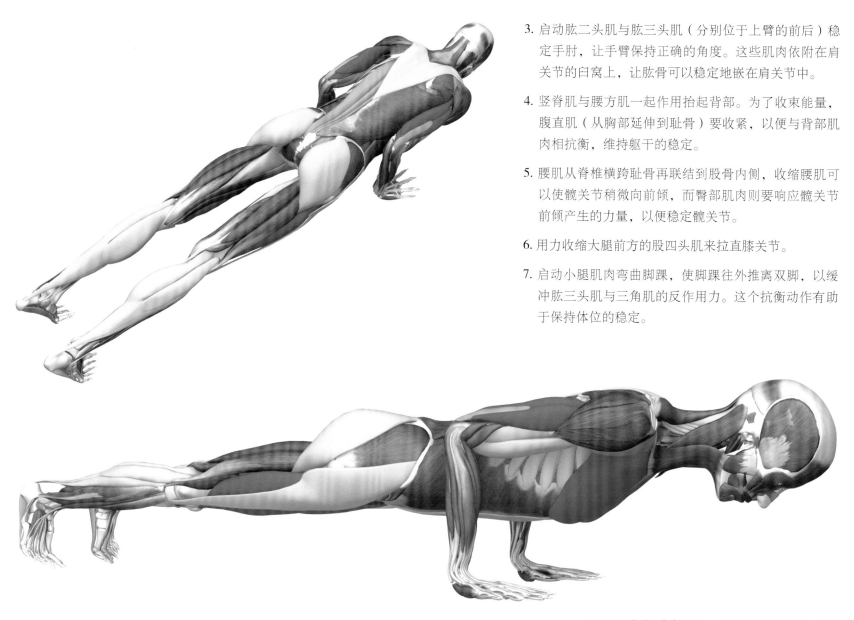

3. 启动肱二头肌与肱三头肌（分别位于上臂的前后）稳定手肘，让手臂保持正确的角度。这些肌肉依附在肩关节的臼窝上，让肱骨可以稳定地嵌在肩关节中。

4. 竖脊肌与腰方肌一起作用抬起背部。为了收束能量，腹直肌（从胸部延伸到耻骨）要收紧，以便与背部肌肉相抗衡，维持躯干的稳定。

5. 腰肌从脊椎横跨耻骨再联结到股骨内侧，收缩腰肌可以使髋关节稍微向前倾，而臀部肌肉则要响应髋关节前倾产生的力量，以便稳定髋关节。

6. 用力收缩大腿前方的股四头肌来拉直膝关节。

7. 启动小腿肌肉弯曲脚踝，使脚踝往外推离双脚，以缓冲肱三头肌与三角肌的反作用力。这个抗衡动作有助于保持体位的稳定。

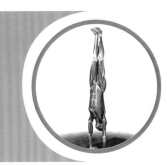

手倒立式（**Adho Mukha Vrksasana**）

练习这类手臂平衡体位，可以锻炼肩胛带与手臂的核心肌群。这个体位可以增加肩关节的稳定，而这种倒立的动态体位对心血管与神经系统也有很大的帮助。

协同／活化

1. 启动肱三头肌延展手肘，把手臂拉成一条直线。

2. 启动肱二头肌来平衡肱三头肌的力量，防止手肘过度伸展。

3. 肱三头肌与肱二头肌的长头横跨肩关节，收缩这些肌肉可以稳定肩窝的肱骨头。

4. 启动棘下肌与小圆肌外旋肱骨，以避免位于肩峰突的肱骨产生夹挤问题。

5. 启动前三角肌屈曲肩关节。

6. 启动下斜方肌将肩膀拉离颈椎，让颈部不受限制。

7. 启动腰肌与臀大肌产生的反作用力来稳定髋关节、平衡骨盆。

8. 启动内收肌群将大腿往身体中线的方向拉动。

9. 启动股四头肌延展膝盖。

10. 启动腓骨长肌与腓骨短肌将脚踝往外翻，以打开脚底板。

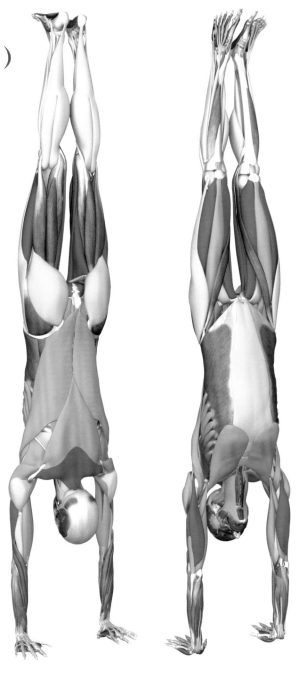

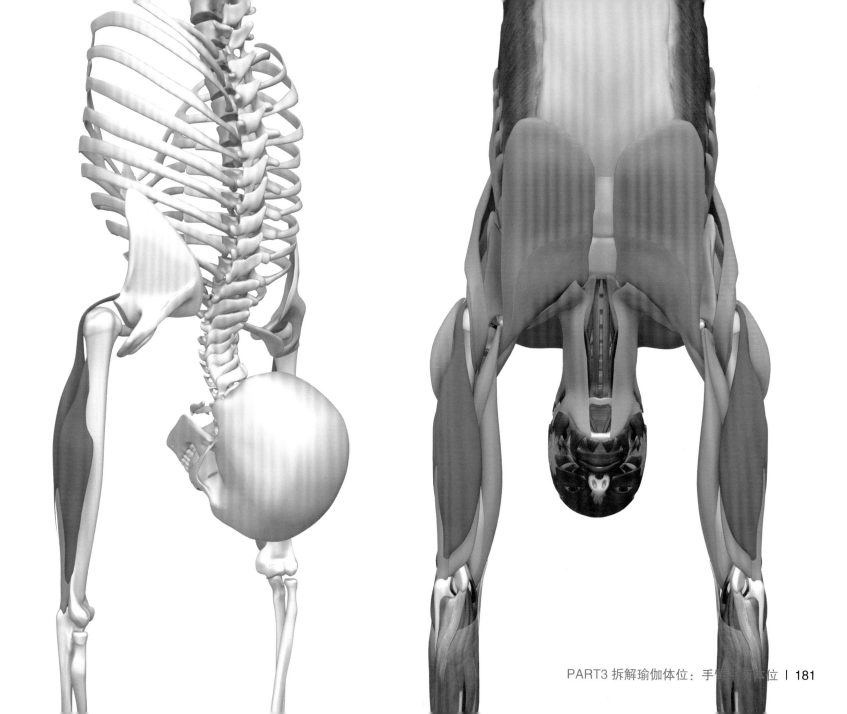

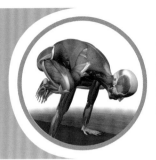

乌鸦式（Bakasana）

这个手臂平衡体位很像乌鸦栖息在树上的样子，因此命名为乌鸦式。从本页图示中，我们可以看到通过联结四肢可以加强身体的平衡与稳定度。

协同／活化

1. 启动前锯肌（联结肋骨到肩胛骨）将肩胛骨往前拉，伸展斜方肌中束及菱形肌。

2. 胸大肌与前三角肌一起作用以保持肩膀稳定。

3. 启动横跨背部的下斜方肌将肩胛骨往下压。

4. 棘下肌与小圆肌一起作用，往外转动肱骨，以调整肩膀的稳定度。

5. 启动肱三头肌来拉直手肘，用手肘模拟乌鸦的脚。

6. 启动腘旁肌弯曲膝盖。

7. 启动大腿内侧的内收肌群将膝盖压向上臂，就像是乌鸦收叠的翅膀，这个动作联结了四肢。

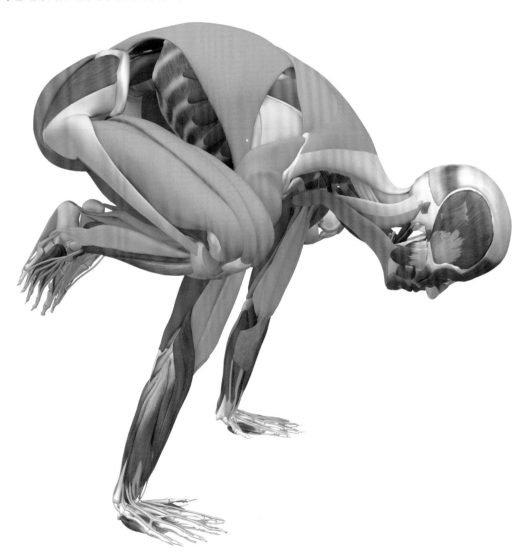

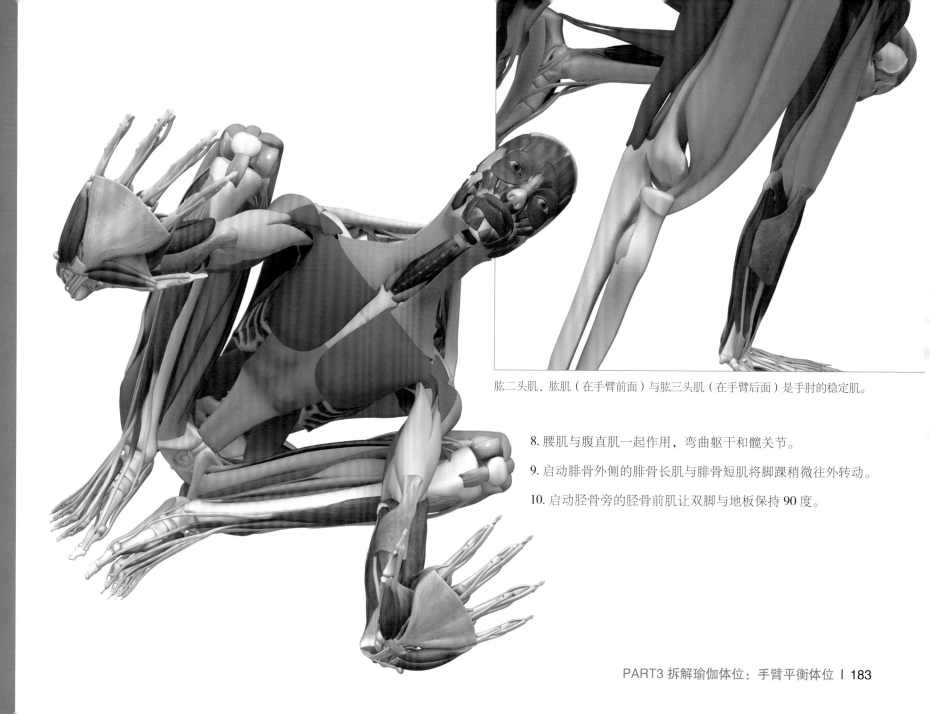

肱二头肌、肱肌（在手臂前面）与肱三头肌（在手臂后面）是手肘的稳定肌。

8. 腰肌与腹直肌一起作用，弯曲躯干和髋关节。

9. 启动腓骨外侧的腓骨长肌与腓骨短肌将脚踝稍微往外转动。

10. 启动胫骨旁的胫骨前肌让双脚与地板保持 90 度。

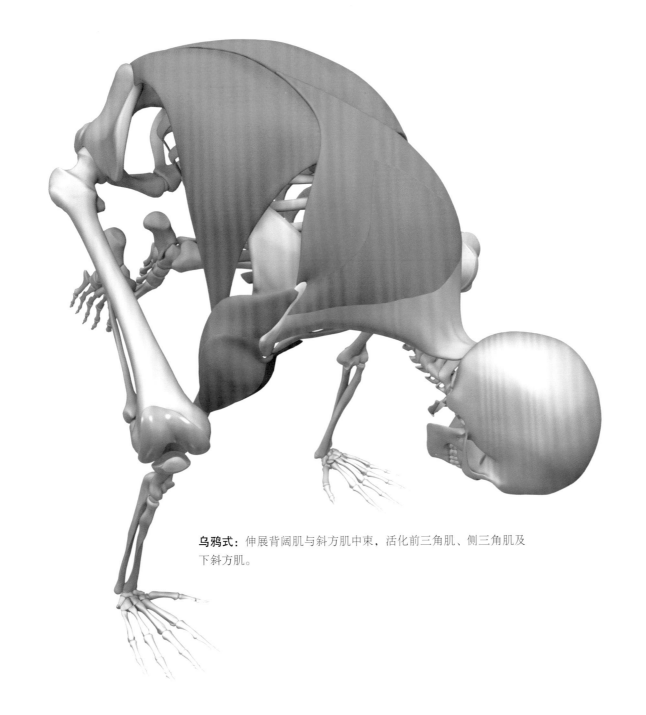

乌鸦式：伸展背阔肌与斜方肌中束，活化前三角肌、侧三角肌及下斜方肌。

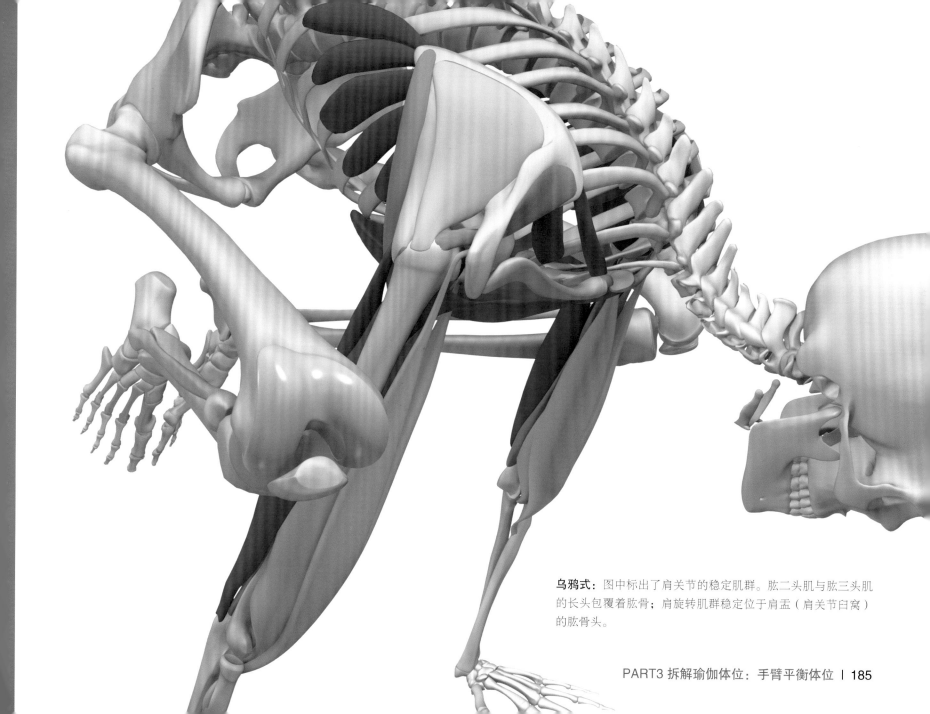

乌鸦式： 图中标出了肩关节的稳定肌群。肱二头肌与肱三头肌的长头包覆着肱骨；肩旋转肌群稳定位于肩盂（肩关节臼窝）的肱骨头。

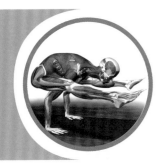

萤火虫式（Titibasana）

与乌鸦式类似，这个体位可以锻炼上半身，同时以联结四肢来增加稳定度。另外，这个体位也可以锻炼股四头肌及腰肌并伸展背部。这与龟式很类似。

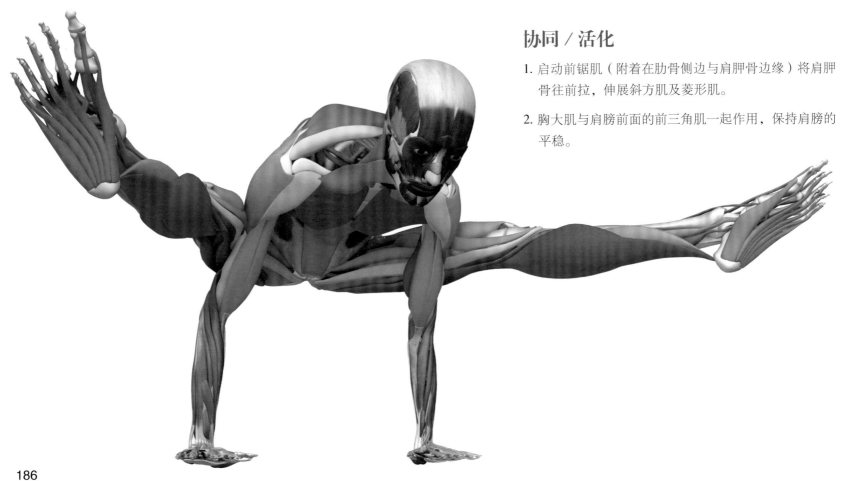

协同／活化

1. 启动前锯肌（附着在肋骨侧边与肩胛骨边缘）将肩胛骨往前拉，伸展斜方肌及菱形肌。

2. 胸大肌与肩膀前面的前三角肌一起作用，保持肩膀的平稳。

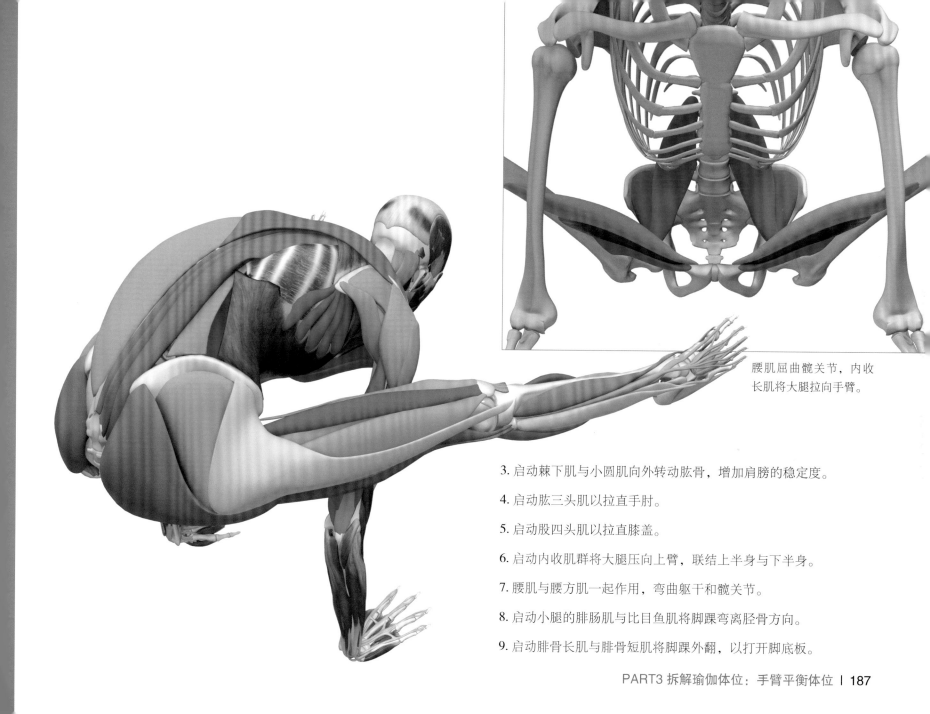

腰肌屈曲髋关节，内收
长肌将大腿拉向手臂。

3. 启动棘下肌与小圆肌向外转动肱骨，增加肩膀的稳定度。

4. 启动肱三头肌以拉直手肘。

5. 启动股四头肌以拉直膝盖。

6. 启动内收肌群将大腿压向上臂，联结上半身与下半身。

7. 腰肌与腰方肌一起作用，弯曲躯干和髋关节。

8. 启动小腿的腓肠肌与比目鱼肌将脚踝弯离胫骨方向。

9. 启动腓骨长肌与腓骨短肌将脚踝外翻，以打开脚底板。

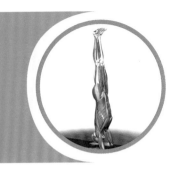

孔雀起舞式（Pincha Mayurasana）

孔雀起舞式是用身体做出孔雀开屏样子的平衡姿势。将肩膀与髋部拉成一条直线，身体会变轻，也更容易维持平衡。在肩膀与骨盆带连成直线且达到平衡时，可以有效地锻炼肩膀浅层和深层肌肉。

协同／活化

肩膀与手臂

1. 启动棘下肌与小圆肌，向外转动肩膀，拉长肩胛下肌。

2. 启动肱三头肌将前臂往下压；伸展手肘以帮助手腕屈肌将手掌压向地板。

3. 启动肱二头肌来缓冲肱三头肌，以稳定手肘与肩膀。

4. 启动斜方肌与菱形肌，将肩胛骨往身体中线拉以扩展胸廓。启动下斜方肌将肩膀拉离颈部，让颈椎可以自由延展。

5. 启动前三角肌及侧三角肌来抬起身体。

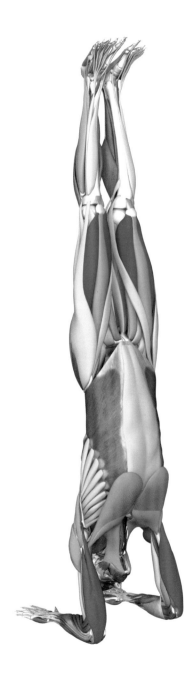

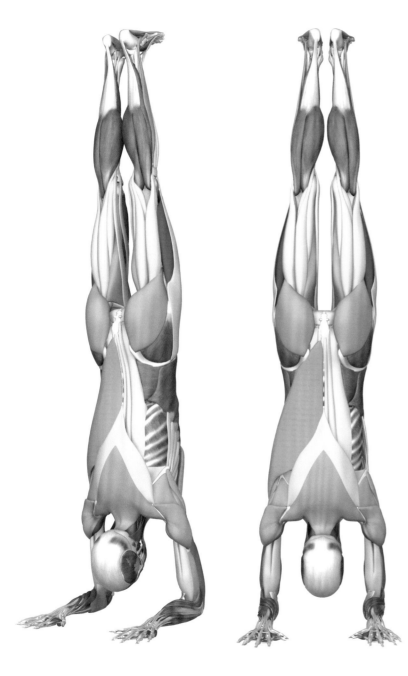

躯干

1. 启动脊椎两侧的竖脊肌将背部稍微拱起，做出孔雀开屏时的样子。使用腰方肌来稳定下背部。

2. 轻缓地启动腹直肌来缓冲拱背所产生的力量。

骨盆与双脚

1. 启动腰肌与臀肌来稳定骨盆，防止身体产生晃动。

2. 启动内收肌群将大腿并在一起。

3. 启动股四头肌拉直膝盖。

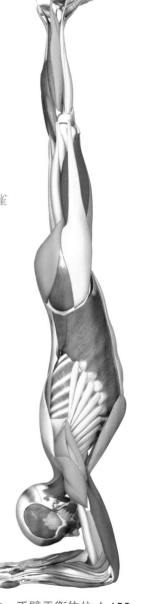

9 倒立体位

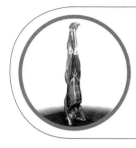

头倒立式
Sirsasana
见 192 页

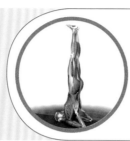

肩立式
Sarvangasana
见 196 页

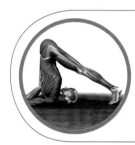

锄式
Halasana
见 198 页

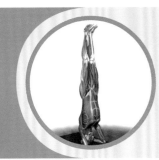

头倒立式（Sirsasana）

这是恢复体位中的一种，通常在瑜伽练习接近尾声时才登场。头倒立式能刺激心脏和动脉的控制机制，监控和调节血压。倒立姿势可以有效地促进脑脊髓液⑤在大脑与脊髓中的流动。

请切记：学习头倒立式，一定要有经验丰富的瑜伽老师在一旁指导。脊椎受过伤或有其他病症的练习者，都不要尝试这个动作。身体有状况的练习者可以改用其他体位来倒立身体，比如桥式，但千万不可对颈椎施加不当压力。

协同／活化

肩膀与手臂

1. 启动肱三头肌来稳定放在地板上的前臂。

2. 收缩肱二头肌来缓冲肱三头肌的动作。这两束肌肉的长头横跨肩关节，分别附着在白窝的顶端与底端。收缩这些肌群，可让肱骨顶端稳稳地固定在肩关节的肩胛窝里。

3. 启动前三角肌外展肩膀。

4. 启动下斜方肌将肩膀拉离颈部，让颈椎不受限制。

5. 启动棘下肌与小圆肌（联结肩胛骨与肱骨），将肱骨转进肩关节的肩胛窝里，维持肱骨的稳定。

⑤　脑脊髓液是脑室内的一种透明体液，循流于脑室、脊髓中央管及蜘蛛网膜下腔，主要功能是提供缓冲作用，保护脑部不受损伤，并带走脑部有害的代谢物质。在某些病理状况下，脑脊髓液充斥脑室会产生水脑症。

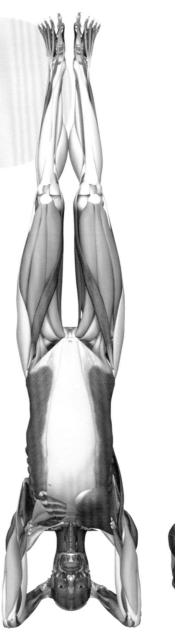
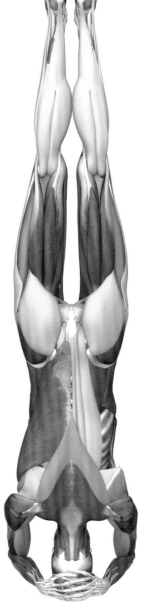

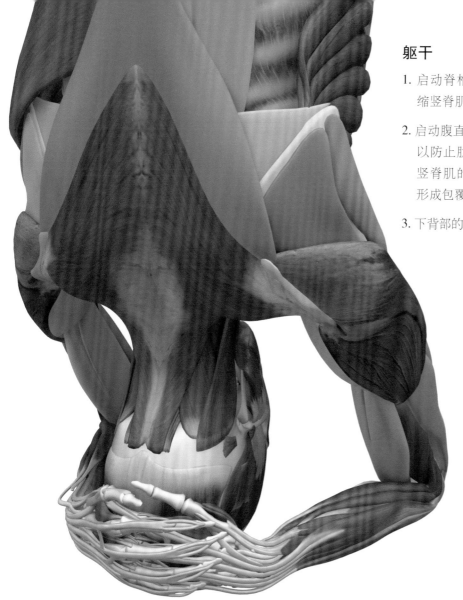

躯干

1. 启动脊椎两侧的竖脊肌抬起背部，持续收缩竖脊肌来维持身体的稳定。

2. 启动腹直肌（从胸部一直往下延伸到耻骨）以防止肋骨凸出。腹直肌的运作可以缓冲竖脊肌的动作，而且这两束肌肉刚好可以形成包覆住躯干的护套。

3. 下背部的腰方肌与腰肌一起作用支撑背部。

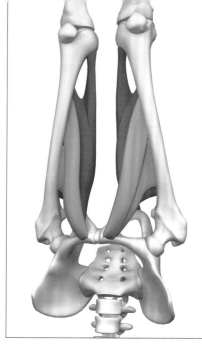

启动内收肌群将双腿靠拢，以稳定倒立的下半身。

骨盆与双脚

1. 启动臀大肌延展髋部；启动前面的腰肌平衡骨盆，让骨盆不会向前或向后倾斜，保持像垂直倒挂的碗一样的状态。

2. 髋部外侧的阔筋膜张肌与深层的臀中肌一起作用，往内转动髋关节，保持双脚并拢不张开。这个动作可以缓冲臀大肌使髋关节外展时产生的力量。

3. 启动内收肌群将大腿并拢在一起。

4. 启动股四头肌以拉直膝盖。

5. 启动胫骨前方的胫骨前肌弯曲脚踝。

6. 启动小腿外侧的腓骨肌将双脚稍微往外转。

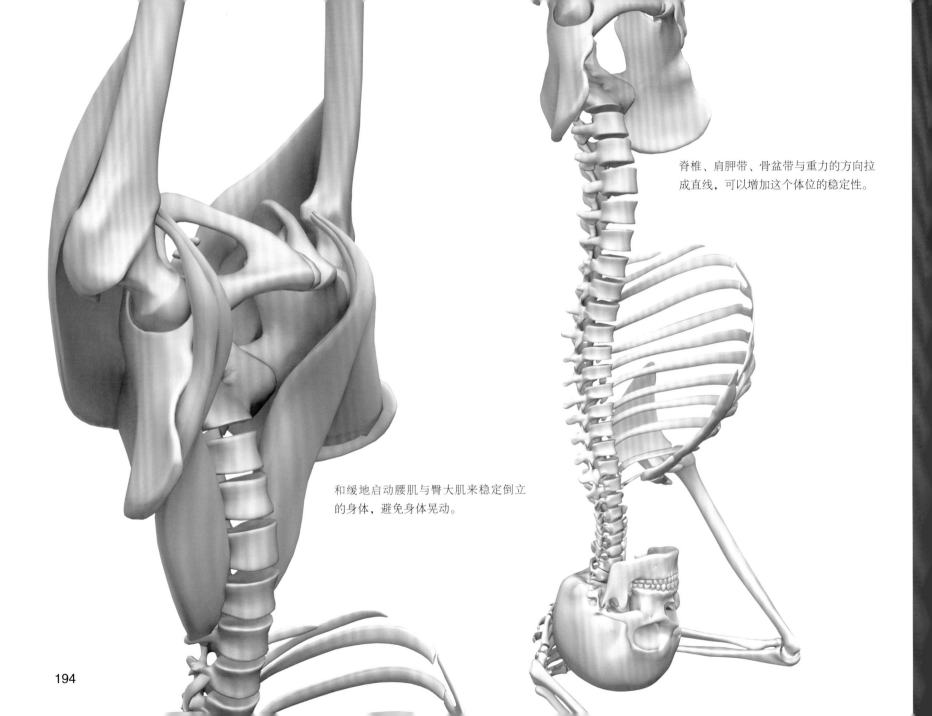

脊椎、肩胛带、骨盆带与重力的方向拉成直线，可以增加这个体位的稳定性。

和缓地启动腰肌与臀大肌来稳定倒立的身体，避免身体晃动。

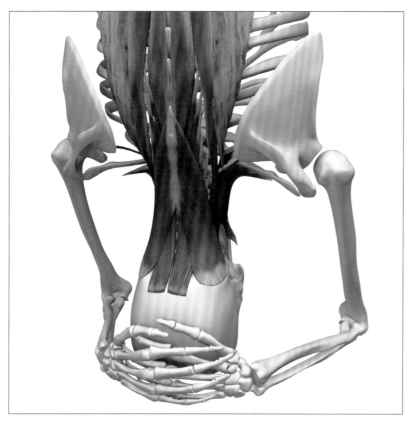

和缓地启动背后的肌肉来抬起脊椎。

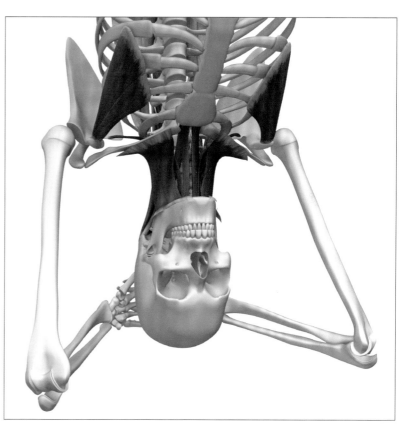

放松颈部前方的肌肉，启动胸小肌来扩展胸廓、扩充肺部。

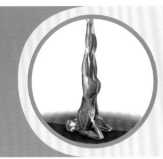

肩立式（Sarvangasana）

肩立式是一个恢复姿势，在瑜伽练习接近尾声时可以用来放松身体。肩立式的功用与前面提过的头倒立式差不多，能刺激心脏和动脉的控制机制，监控和调节血压，能有效地促进脑脊髓液在大脑与脊髓内的流动，循流并帮助脑脊髓液所流动区域的代谢。

在肩立式的倒立体位中，可以延展肩关节并扩展胸廓。像前拉式这类瑜伽体位一样，肩立式也可以通过延展肩膀来增加柔软度和灵活度，上臂就可用来扩展胸廓。

协同／活化

肩膀与手臂

1. 收缩手臂的肱二头肌与肱肌来弯曲手肘，将双手压在背部以支撑身体，让体重从颈部转移到双手。缩短前臂的屈肌，可让这个动作更容易。

2. 启动后三角肌让肩膀背离躯干方向延展，以便将手肘压向地板。

3. 启动下斜方肌将肩胛骨拉离颈部。

4. 启动肩旋转肌群的两束肌肉（棘下肌及小圆肌）将上臂往外转。

躯干

1. 竖脊肌（在脊椎两侧）与腹直肌（从胸部延伸到耻骨）一起作用抬起躯干。

2. 腰方肌与腰肌一起作用支撑起背部。这些神经相串联的肌群一起作用包覆并稳定腰椎。

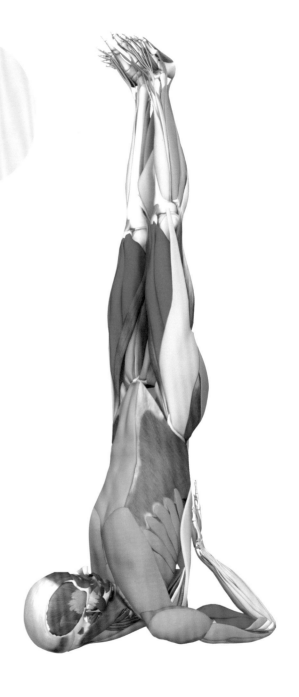

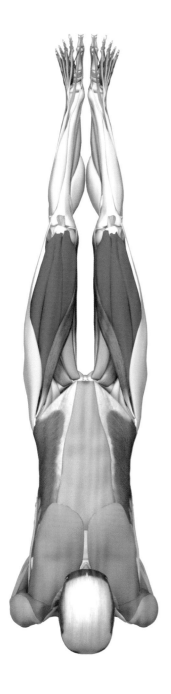
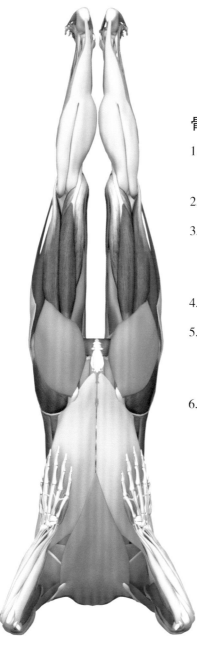

骨盆与双脚

1. 臀大肌和大腿前方的腰肌一起作用，支撑骨盆并使之保持水平。

2. 启动内收肌群，并拢双腿。

3. 启动阔筋膜张肌（在髋部外侧）及臀中肌将髋部和大腿往内转，缓冲臀部肌肉外拉的力量。

4. 启动大腿前方的股四头肌拉直膝盖。

5. 启动小腿外侧的腓骨肌，稍微往外转动双脚（脚很容易往内倾），这个动作还可以将朝上的脚底打开。

6. 启动胫骨前方的胫骨前肌将双脚往头部方向拉动。

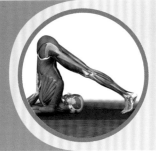

锄式（Halasana）

锄式也是恢复体位之一，通常会在瑜伽练习近尾声时登场。这是一个倒立姿势，对心血管系统的功能及脑脊髓液的流动都很有帮助。

协同／活化

1. 启动肱二头肌弯曲手肘，这个动作会使双手压向背部，在打开胸廓的同时也可以抬高并支撑身体。

2. 启动后三角肌延展肱骨，将肱骨压向地板，把背部抬得更高。

3. 腰方肌与腰肌一起作用，抬升及稳定背部。

4. 腰肌与耻骨肌一起作用，屈曲髋部。

5. 启动内收长肌与内收短肌将大腿拉往身体中线。

6. 启动股四头肌延展膝盖。

7. 启动胫骨前肌让脚踝做出背屈动作。

8. 启动腓骨长肌与腓骨短肌外翻脚踝，以打开脚底板。

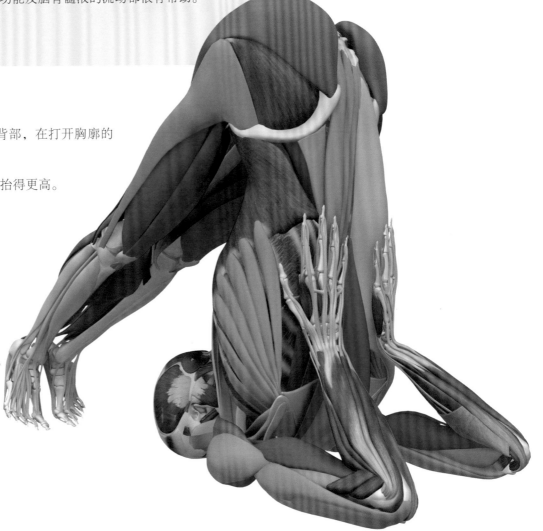

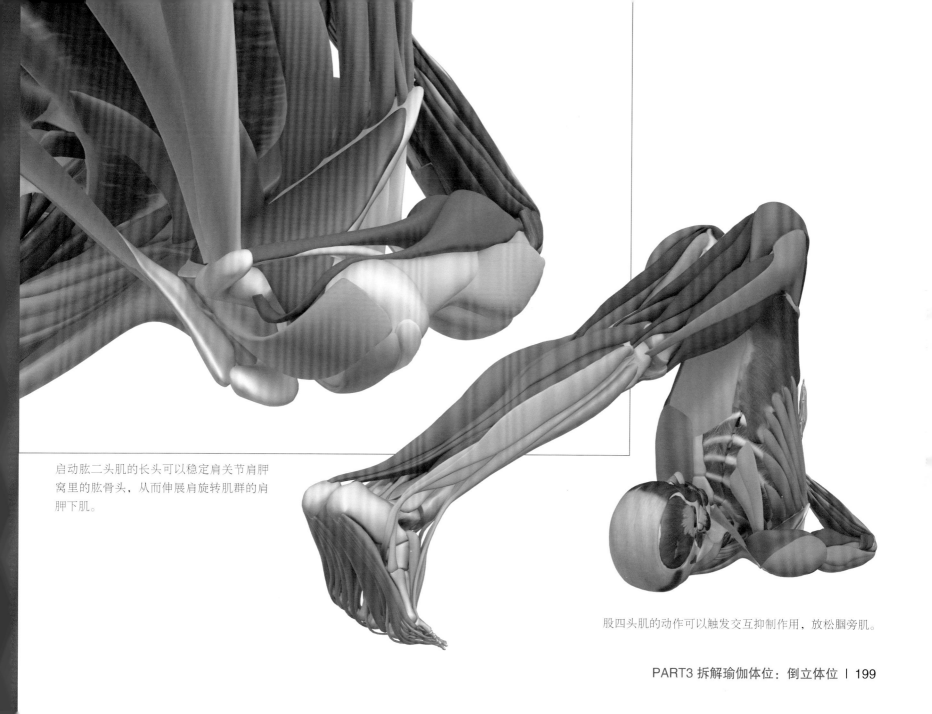

启动肱二头肌的长头可以稳定肩关节肩胛窝里的肱骨头，从而伸展肩旋转肌群的肩胛下肌。

股四头肌的动作可以触发交互抑制作用，放松腘旁肌。

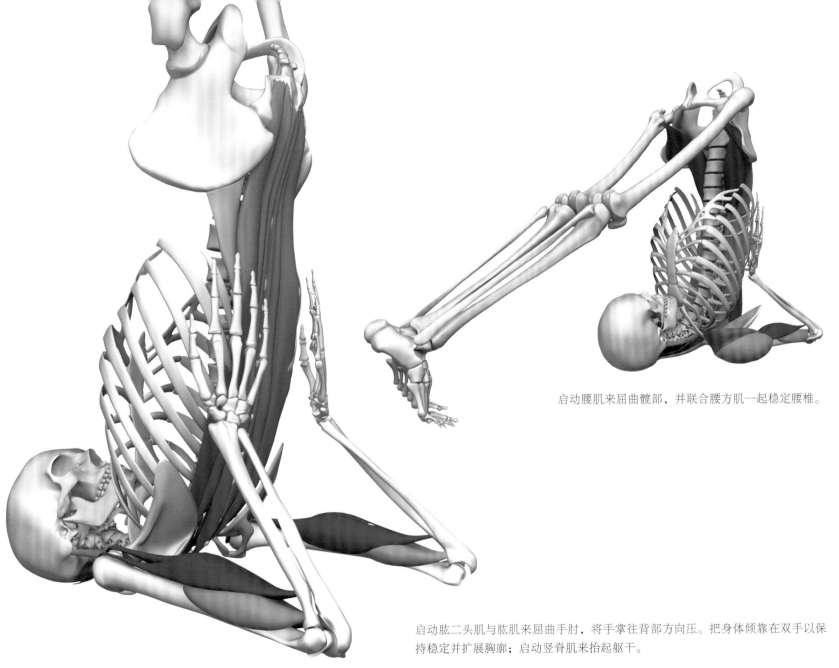

启动腰肌来屈曲髋部，并联合腰方肌一起稳定腰椎。

启动肱二头肌与肱肌来屈曲手肘，将手掌往背部方向压。把身体倾靠在双手以保持稳定并扩展胸廓；启动竖脊肌来抬起躯干。

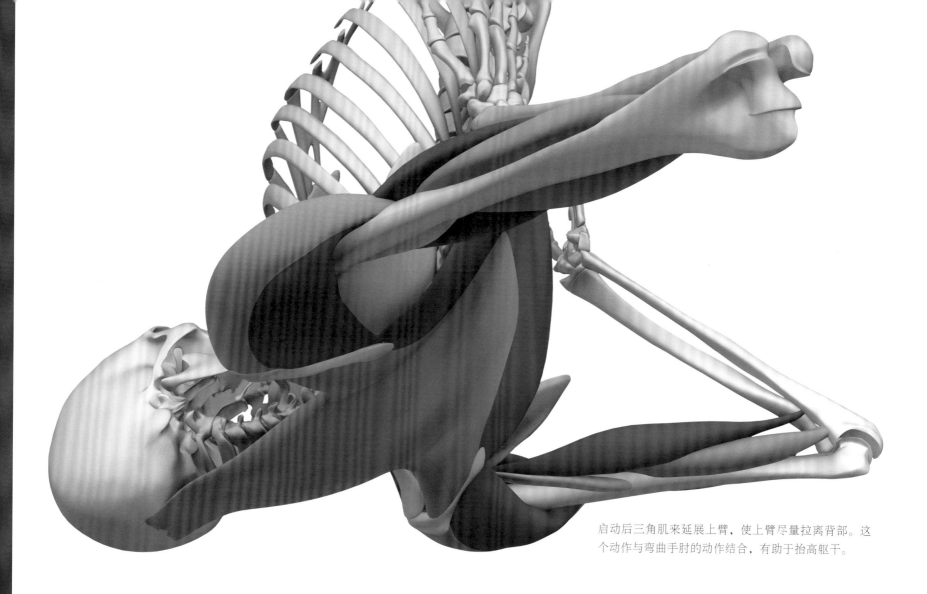

启动后三角肌来延展上臂，使上臂尽量拉离背部。这个动作与弯曲手肘的动作结合，有助于抬高躯干。

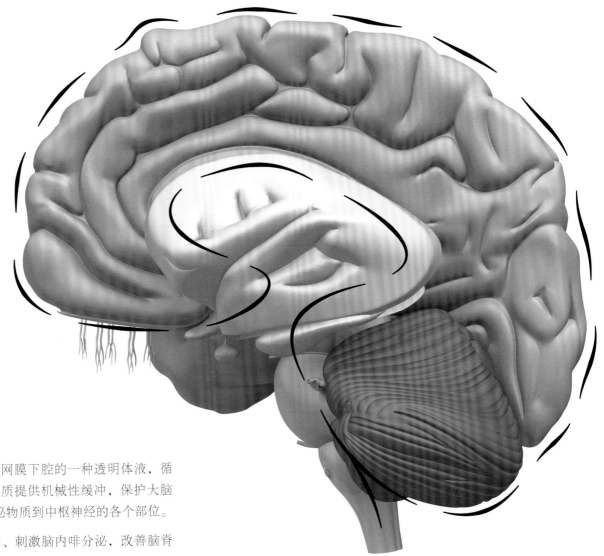

脑脊髓液

脑脊髓液是在大脑及脊髓中循环于蜘蛛网膜下腔的一种透明体液，循流于脑室系统。其主要功能是为大脑皮质提供机械性缓冲，保护大脑不受伤，并输送养分与脑内啡等神经分泌物质到中枢神经的各个部位。

身体倒立可以转换脑脊髓液的流动方向、刺激脑内啡分泌，改善脑脊髓液停滞不流动的区域。

倒立体位与心血管系统

身体倒立会影响血液流动，帮助身体及下肢的静脉血液流回心脏。当心室充满血液及心室输出增加时，心脏的运作就能更有效率。充满氧气的血液从心脏流到主动脉，再分送到全身。

主动脉与颈动脉都有压力受体来帮助身体调节血压，让血压的平均值维持在正常范围。这些压力受体在心室输出或血压增加时，会传送信息到脑部以刺激副交感神经作用。如此一来，心跳就会放慢，血压也会下降。相反，血压低时，压力受体发出的信息会减少，那么心脏输出率与血压便会增加。最终，心脏血液输出量与血压会达到自我平衡。

血压正常的人在做身体倒立时，会刺激压力受体增加放电，如此就能增加副交感神经输出⑥（从舌咽神经与迷走神经开始），可让心跳与血压短暂下降。

身体从倒立体位恢复成正常体位时，速度一定要放慢，以避免头晕。婴儿式是让血流恢复平衡的一个有效姿势。

有血压问题的人，包括高血压与低血压或青光眼患者，在练习头倒立式或肩立式之前，务必要先咨询医生。

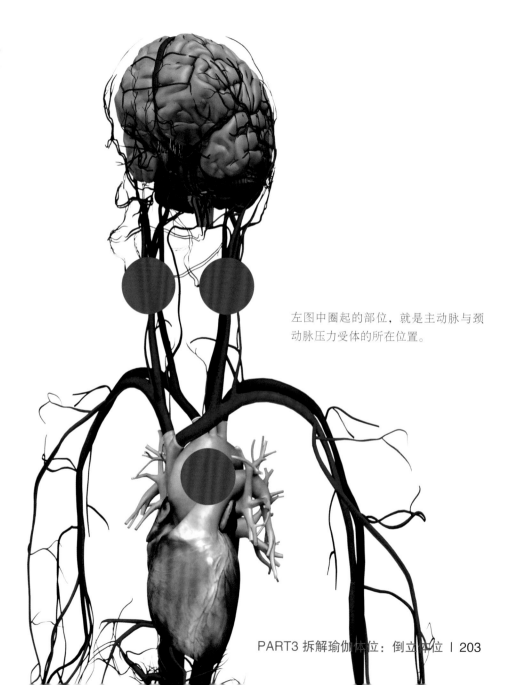

左图中圈起的部位，就是主动脉与颈动脉压力受体的所在位置。

⑥ 人体的自律神经包括交感神经及副交感神经，两者作用相反但又相辅相成。交感神经是促进性的，会使心跳加速、血压上升、呼吸变快；副交感神经是抑制性的，负责让人体松弛休息，保存体力。

10 恢复体位

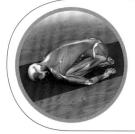
婴儿式
Balasana
见 206 页

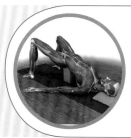
瑜伽砖支撑的桥式
Supported
Setu Bandha
Sarvangasana
见 208 页

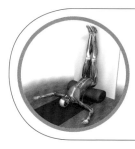
双脚靠墙倒立式
Viparita Karani
见 210 页

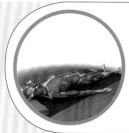
摊尸式
Savasana
见 212 页

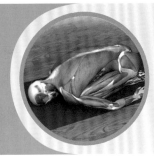

婴儿式（**Balasana**）

婴儿式是一种休息体位，练习瑜伽时只要觉得累就可以做。练习婴儿式时会被动伸展背后的肌肉，同时轻柔地放松身体前面的肌肉。这个动作可以带动内脏往前，并扩展胸廓及肺部。

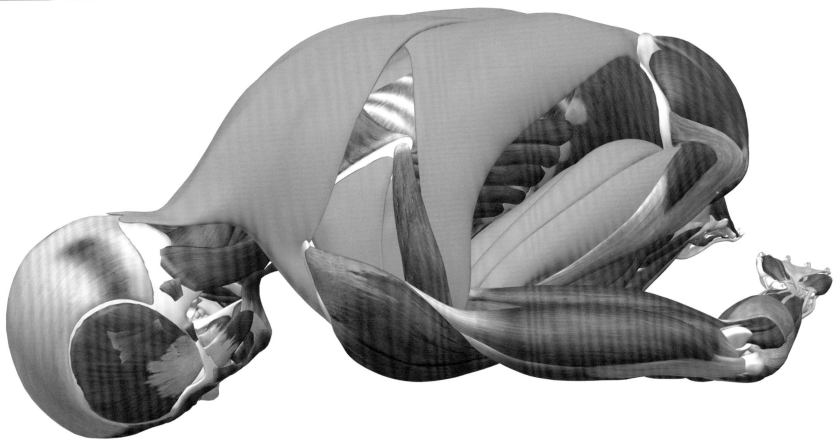

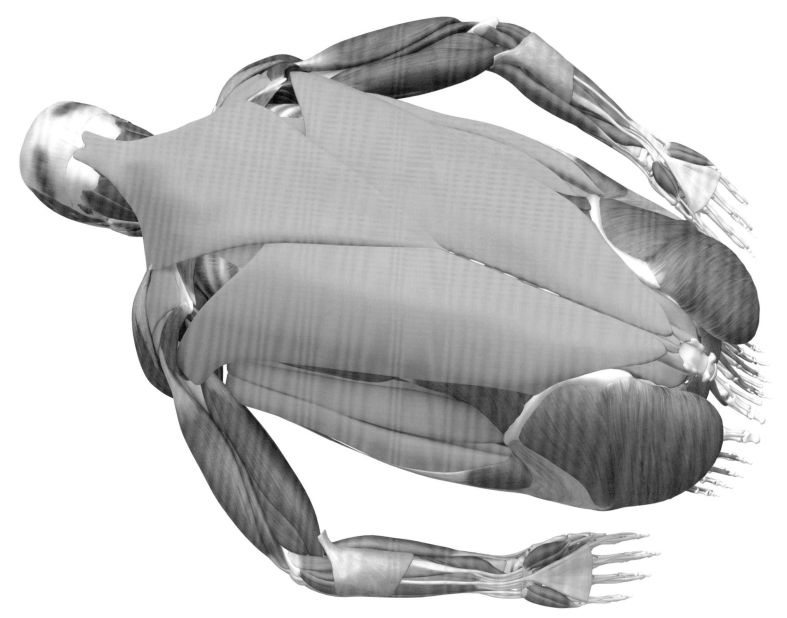

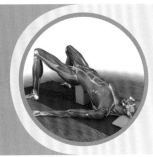

瑜伽砖支撑的桥式
（Supported Setu Bandha Sarvangasana）

在做桥式这一恢复体位时，可以使用瑜伽砖来支撑背部与尾椎。这也是一种倒立体位，因为在这个放松姿势中，头部位置低于心脏。无法进行头倒立式或肩立式的人，可以从练习桥式中得到同样的效果。

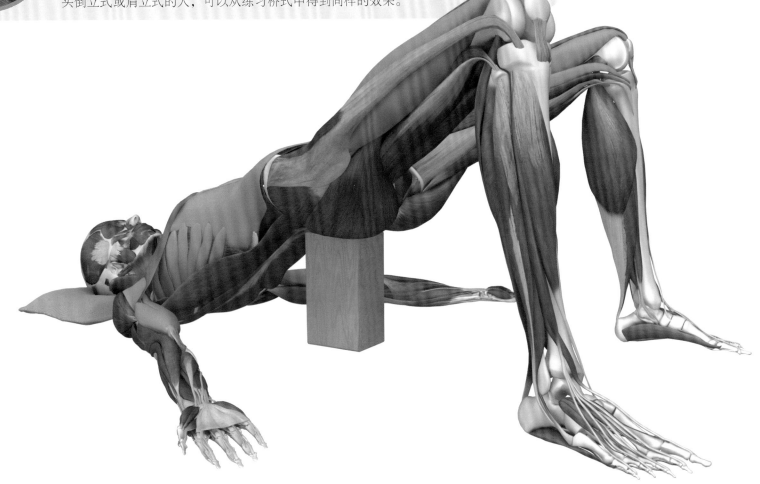

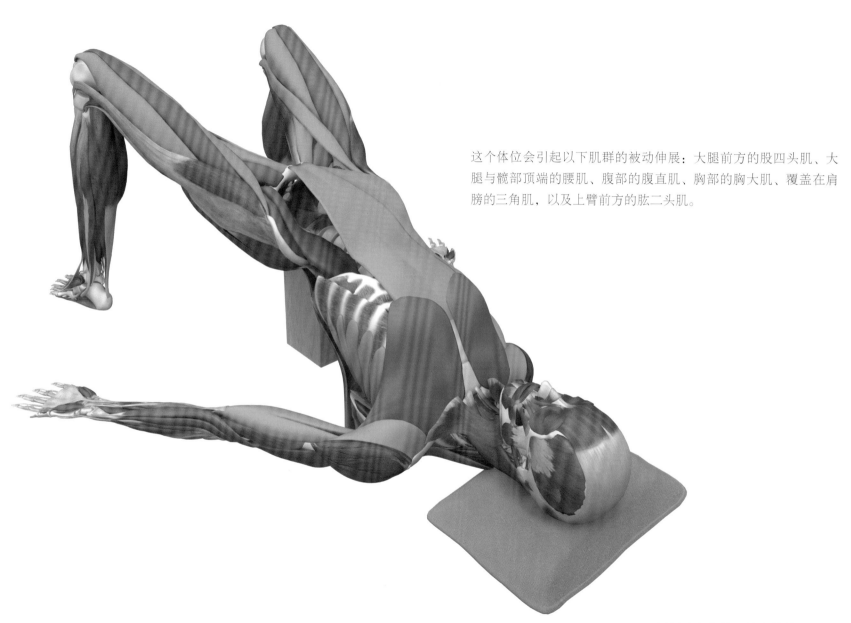

这个体位会引起以下肌群的被动伸展：大腿前方的股四头肌、大腿与髋部顶端的腰肌、腹部的腹直肌、胸部的胸大肌、覆盖在肩膀的三角肌，以及上臂前方的肱二头肌。

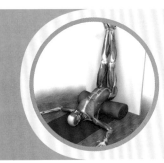

双脚靠墙倒立式（Viparita Karani）

在这个体位中，需要屈曲髋关节、伸展膝盖，让双脚贴靠在墙上休息，也可以在骨盆下垫一块圆桶垫，离墙面稍远一点。这时腹部处在被动伸展的状态，大腿后方的肌肉同样是被动伸展状态，而髋关节屈肌则是舒张状态。

如同其他的倒立式，双脚靠墙倒立式也有改善心血管功能的效用，可以帮助血液回流到心脏，通过启动颈动脉与主动脉的压力受体来刺激副交感神经系统从而形成平衡机制。颈椎有问题而不能练习头倒立式与肩立式的练习者，可以改练习这个体位。

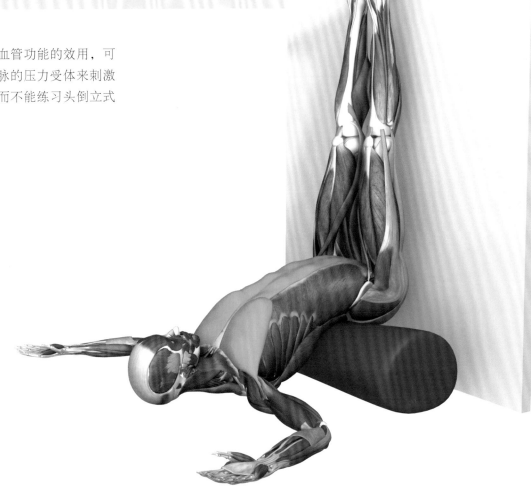

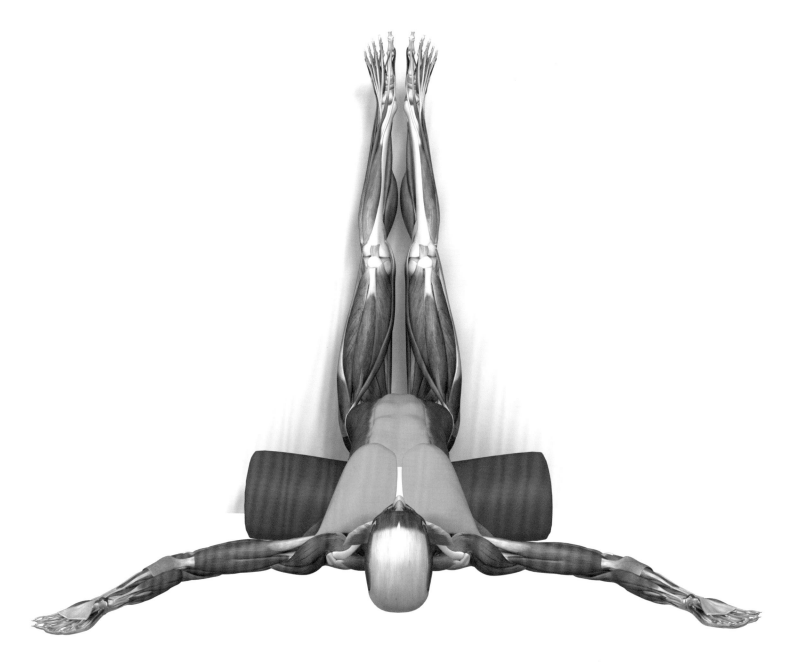

摊尸式（Viparita Karani）

摊尸式是练习瑜伽的最后收尾姿势。前面我们已经学到如何运用拜日式来暖身，以及如何重新设定大脑记忆中的肌肉长度；同时我们也介绍了各式体位，它们可以分别用于拉长各个关节的肌肉群、刺激神经传导以及启动身体的脉轮。最后，我们还运用了倒立体位来促进副交感神经系统的作用。现在，我们的身体已经准备好要进入深层的放松状态了。

在做摊尸式时，脑内的 δ 波模式会处于主导地位，脑电波会以 4 至 8 赫兹的频率振动。在这个状态下，潜意识的直觉力会替换大脑的功能，进入深层记忆与集体无意识（其意义相当于佛教的第八识阿赖耶识），进一步达到疗愈效用。进入深层状态的摊尸式时，脑波会以 δ 波的频率（0.5 至 2 赫兹）振动，这时的大脑处于做梦状态。

练习摊尸式时，可以积极观想体内（能量体）的微妙状态，如本页插图所示。

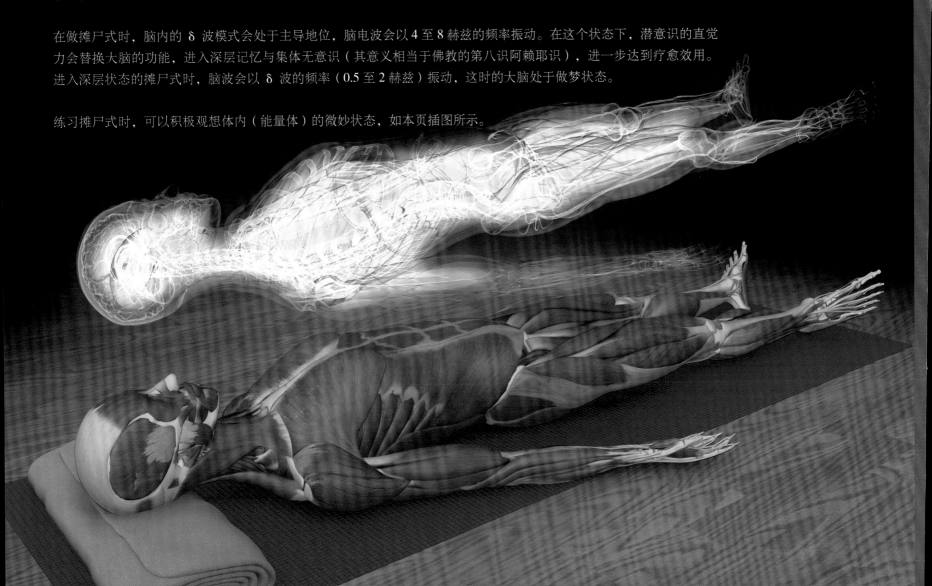

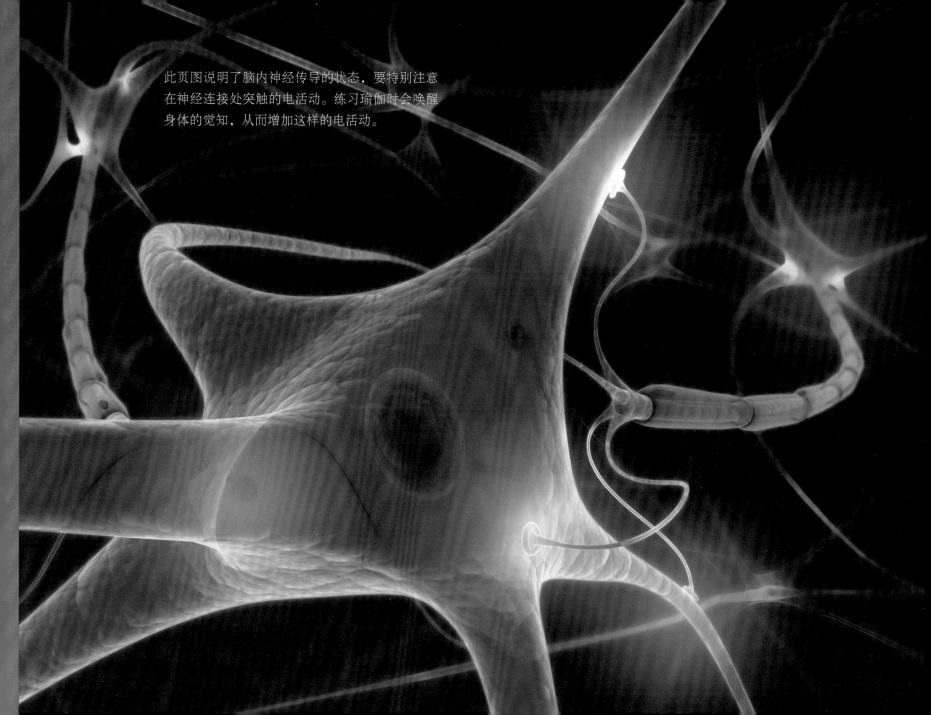

此页图说明了脑内神经传导的状态，要特别注意在神经连接处突触的电活动。练习瑜伽时会唤醒身体的觉知，从而增加这样的电活动。

人体解剖学名词中英对照

三至四画

三角肌 Deltoid muscle
下孖肌 Inferior gemellus
上孖肌 Superior gemellus
大菱形肌 Rhomboid major
大圆肌 Teres major
小菱形肌 Rhomboid minor
小圆肌 Teres minor
内收大肌 Adductor magnus
内收肌群 Adductor muscles
内收长肌 Adductor longus
内收短肌 Adductor brevis
尺骨 Ulna
比目鱼肌 Soleus

五至七画

主动肌 Agonist
半腱肌 Semitendinosus muscle
半膜肌 Semimembranosus muscle
外旋肌群 External rotators
外髁 Lateral condyle
收缩单元 Contractile element
肌节 Myomeres
舌咽神经 Glossopharyngeal nerve
孖肌 Gemelli
伸拇肌 Extensor hallucis

伸拇长肌 Extensor hallucis longus
伸趾长肌 Extensor digitorum longus
坐骨结节 Ischial tuberosity
尾骨肌 Coccygeus
肘肌 Anconeus
协同肌 Synergist
后三角肌 Posterior deltoid
闭孔内肌 Obturator internus
闭孔肌 Obturators
关节囊韧带构造 Capsuloligamentous structres

八画

屈拇长肌 Flexor hallucis longus
肱二头肌 Biceps brachii
肱三头肌 Triceps
肱肌 Brachialis
肱骨 Humerus
肱骨头 Humeral head
股二头肌 Biceps femoris
股中间肌 Vastus intermedius
股内侧肌 Vastus medialis
股外侧肌 Vastus Lateralus
股直肌 Rectus femoris
股骨大转子 Femoral greater trochanter
股薄肌 Gracilis
肩胛下肌 Subscapularis

肩胛带 Shoulder girdle
肩胛提肌 Levator scapulae
肩峰 Acromion
肩峰突 Acromion process
阿基里斯腱 / 跟腱 Achilles tendon
侧三角肌 Lateral deltoid
荐骨 / 骶骨 Sacrum
荐骨粗隆韧带 Sacrotuberous ligament
荐髂关节 Sacroiliac joint

九至十画

前三角肌 Anterior deltoid
前锯肌 Serratus anterior
拮抗肌 Antagonist
背阔肌 Latissimus dorsi muscle
耻骨肌 Pectineus
耻骨尾骨肌 Pubococcygeus muscle
胸大肌 Pectoralis major muscle
胸小肌 Pectoralis minor muscle
胸肌 Pectoralis
胸骨 Sternum
胸锁乳突肌 Sternocleidomastoid
胸锁关节 sternoclavicular joint
迷走神经 Vagus Nerve
骨盆膈 Pelvic diaphragm
高尔基腱器 Golgi tendon organ

哈达瑜伽体位索引

出版后记

练习瑜伽的关键是什么？精确的动作、合理的运动强度、心绪的凝定、呼吸的节奏……也许你可以列举出许多非常重要的因素——但，你是否知道，在练习瑜伽的过程中，最为重要的，是真正地了解你自己！

如果不了解身体结构和肌群状况，你的瑜伽训练将会是盲目而无效的。当你只是专注于动作的精确度、呼吸的节奏和运动的强度时，你很可能忽略了肌群与关节的潜能、局限。而值得警惕的是，如果不考虑关节与肌肉的运作方式，练习瑜伽可能会给你带来身体损伤、系统紊乱等一系列不必要的伤害。应该说，只有在遵照人体解剖学和身体力学的情况下，你的训练才能安全而富有成效；只有了解了肌群在瑜伽动作中的关联，熟悉了每一束肌肉在瑜伽体式中收缩、伸展的规律，你才真正走进了瑜伽的世界。

瑜伽是博大精深的，但瑜伽训练不仅仅需要奇妙的心灵感悟，更需要合理的方法和精准的步骤。《瑜伽 3D 解剖书 I——肌肉篇》与《瑜伽 3D 解剖书 II——动作篇》是瑞隆医师精心创作的两本瑜伽科学指南，其中，这本《瑜伽 3D 解剖书 II——动作篇》以基础解剖学和人体生理学为基础，详细诠释特定肌肉群的运用及瑜伽体位的关键，结合肌肉伸展的生物力学，精准分析瑜伽体式的基础与动作要点。最为难得的是，本书配有精准生动的 3D 大图，内容简洁、要点一目了然。其所阐述的运动原理，并非抽象而晦涩的理论知识，而是与运动步骤结合在一起的真实启示。作为《瑜伽 3D 解剖书 I——肌肉篇》的姐妹篇，这本书更为深入，也更具操作性。在阅读本书之后，你将学习到从启动肌肉、形塑动作到微调姿势、深化体位和控制呼吸的具体方法、步骤，它将一步一步帮助你纠正姿势，增加肌肉的柔软度、肌耐力和动作的舒适度，为你的瑜伽训练提供科学、实用、循序渐进的指导。

本书设计成可以平整摊开的大开本，方便你将其平放在瑜伽垫上，一边训练一边翻阅。总之，我们希望这本书能帮助你科学高效地学习，伴随你安全愉快地运动，与你一起，打开身体与瑜伽的奇妙之门。

服务热线：133-6631-2326　188-1142-1266
服务信箱：reader@hinabook.com

后浪出版公司
2014 年 7 月

图书在版编目（CIP）数据

瑜伽 3D 解剖书 . 2 /（美）瑞隆著；（美）麦西尔绘；赖孟怡译 . — 北京：北京联合出版公司，2014.8（2024.5 重印）

ISBN 978-7-5502-3345-4

Ⅰ . ①瑜… Ⅱ . ①瑞… ②麦… ③赖… Ⅲ . ①瑜伽—基本知识 Ⅳ . ① R247.4

中国版本图书馆 CIP 数据核字（2014）第 165688 号

免责声明：读者在开始练习瑜伽或任何运动之前，都应先咨询医生的意见。本书内容和其他数据仅供参考，无法取代任何医疗或外科诊断。若有健康上的疑虑，请寻求医生的帮助。此外，书中的瑜伽信息亦无法取代专业瑜伽教练的指导。学瑜伽一定要有合格的瑜伽教练监督和引导，以免产生运动伤害。瑜伽运动不一定适合每个人，练习瑜伽必须自行承担风险，本书出版社、作者、编辑、绘图者或发行不负任何读者因练习瑜伽或运动所造成的伤害或损失之共同或个别责任，亦不负任何读者因使用本书内容、网站或其他信息所造成的伤害或损失之共同或个别责任。

瑜伽 3D 解剖书 Ⅱ——动作篇

作　　者：［美］瑞隆　　　　　　　　绘 图 者：［美］克里斯·麦西尔

译　　者：赖孟怡　　　　　　　　　　出 品 人：赵红仕

选题策划：后浪出版公司　　　　　　　出版统筹：吴兴元

特约编辑：张　怡　　　　　　　　　　版面设计：闫献龙

责任编辑：徐秀琴　　　　　　　　　　营销推广：ONEBOOK

封面设计：刘永坤　　　　　　　　　　装帧制造：墨白空间

- -

北京联合出版公司出版

（北京市西城区德外大街 83 号楼 9 层　100088）

北京盛通印刷股份有限公司印刷　新华书店经销

字数 236 千字　787 毫米 ×1092 毫米　1/16　14.5 印张　插页 3

2014 年 11 月第 1 版　2024 年 5 月第 17 次印刷

ISBN：978-7-5502-3345-4

定　价：68.00 元

- -

后浪出版咨询(北京)有限责任公司　版权所有，侵权必究

投诉信箱：editor@hinabook.com　fawu@hinabook.com

未经书面许可，不得以任何方式转载、复制、翻印本书部分或全部内容

本书若有印、装质量问题，请与本公司联系调换，电话 010-64072833

精准瑜伽解剖书 1： 流瑜伽及站姿体式

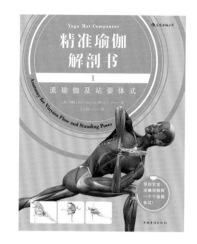

著　　者：（美）瑞隆（Ray Long, MD, RCSC）

译　　者：牟延晨

书　　号：978-7-5113-6998-7

出版时间：2017.10

定　　价：88.00 元

作者瑞隆师从瑜伽大师艾杨格（B.K.S. Iyengar），为 Banhda Yoga 创始人。瑞隆的著作是美国、加拿大以及中国许多瑜伽培训机构的热门教学用书。

解剖学、生理 学 + 东方瑜伽，为深入理解瑜伽引路。瑞隆本身是一名骨科医生，精通人体肌肉、骨骼关节的运行机理。书中以浅显易懂的语言配上精美详细的解剖图，帮助读者全面了解肌群与瑜伽动作的关联，熟悉每一块肌肉在瑜伽体式中收缩、伸展的规律。书后附上相关肌肉、骨骼索引及瑜伽体式术语解释，使瑜伽练习既轻松又深入。

循序渐进，从基础开始打开髋部，锻炼并强化下肢。流瑜伽及站姿体式是本书中要学习的入门体式。掌握关键概念之后，通过流瑜伽的基础体式衔接，读者可以实现呼吸、节奏和动作的协调一致，再以站姿体式集中练习强化下半身，为接下来几册的体式学习打好基础。

内容简介：

本书展示了如何将解剖学、生理学知识与流瑜伽及站姿体式相结合。首先，本书将讨论如何将解剖学、生理学知识应用到流瑜伽练习中，之后是对站姿体式的介绍。学习哈他瑜伽，就是从这些基础姿势入门的，通过这些姿势拉伸和强化下肢肌肉，打开髋部和骨盆，日常的站立行走等活动会变得更舒适轻松。

精准瑜伽解剖书 2： 身体前弯及髋关节伸展体式

著　　者：（美）瑞隆（Ray Long, MD, RCSC）

译　　者：李岳凌　黄宛瑜

书　　号：978-7-5113-6999-4

出版时间：2017.10

定　　价：88.00 元

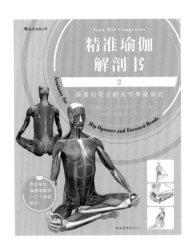

作者瑞隆师从瑜伽大师艾杨格（B.K.S. Iyengar），为 Banhda Yoga 创始人。瑞隆的著作是美国、加拿大以及中国许多瑜伽培训机构的热门教学用书。

解剖学、生理学 + 东方瑜伽，为深入理解瑜伽引路。瑞隆本身是一名骨科医生，精通人体肌肉、骨骼关节的运行机理。书中以浅显易懂的语言配上精美详细的解剖图，帮助读者全面了解肌群与瑜伽动作的关联，熟悉每一块肌肉在瑜伽体式中收缩、伸展的规律。书后附上相关肌肉、骨骼索引及瑜伽体式术语解释，使瑜伽练习既轻松又深入。

开胯前弯，打开髋关节，强化下肢，使其更灵活更强健！经过流瑜伽及站姿体式的学习后，腰部、大腿也进行了强化与稳固的训练。接下来再通过本书中的身体前弯与髋关节伸展体式，进一步加强后背肌群、骨盆部位以及大、小腿内外侧肌群。

内容简介：

腰部、骨盆与髋关节是人体动力的主要来源，也是平衡与稳定能力的枢纽。

本书延续第一册的形式，以细致的骨骼肌肉解剖图，配以详尽清晰的说明文字来介绍前弯及髋关节伸展体式。从柔软腰部活动，再向下引至膝盖、脚踝，也可以向上经由腰椎、胸腔、肩关节和头颈部位，帮助读者展开整体连贯的活动。

书中以展开髋关节的体式和身体前弯这两个主要部分介绍各种瑜伽的体位，对于整个身体肌肉骨骼系统的活动度与稳定度都有莫大益处。